SB METODEN

varigt vægttab uden slankekur

Marianne Lohse

SB METODEN

varigt vægttab uden slankekur

Forlag: BOOKS on DEMAND

SB METODEN – varigt vægttab uden slankekur

1. udgave - 1. oplag 2015

Copyright © 2015 - Marianne Lohse

Sats og omslag: www.bod.dk

Omslagsbillede: www.Fotolia.com

Tegninger: www.fotolia.com

Forlag: Books on Demand GmbH, København,

Danmark

Fremstilling: Books on Demand, Norderstedt,

ISBN 9 788771 702910

Indholdsfortegnelse

Denne bog er tilegnet alle dem som har ledt i blinde efter en forståelse af kostens betydning for en sund og slank krop.

Jeg vil med bogen forsøge at beskrive, hvor enkelt det i virkeligheden er at ændre livsstil ved at leve efter SB Metoden.

Med min tilgang til emnet, og ikke mindst egne erfaringer, er denne bog din nemmeste vej til et fantastisk liv, og dermed en sund og smuk krop.

Jeg har gået vejen for dig, du behøver "bare" gøre som jeg beskriver, og du vil få et fantastisk resultat.

Det er mit ønske at få læseren til at forstå hvor vigtigt det er at have en krop i balance, hvilket er lig med sundhed og varigt vægttab.

Hvis det lykkes, kan jeg kun drømme om, at mit budskab vil sprede sig som ringe i vandet og være starten på en ny æra, hvor vi alle lever et sundt og anstændigt liv.

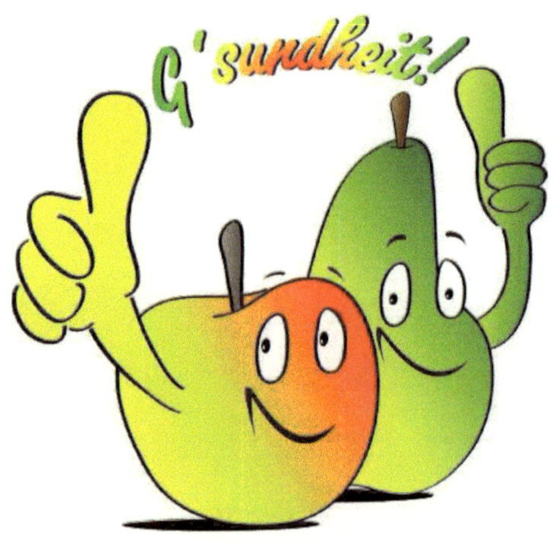

Forord

Forskellen på SB Metoden og en slankekur er, at en slankekur er en "kur" man er på i en tidsbegrænset periode. Når man er færdig med slankekuren, vender de fleste tilbage til gamle mønstre og vaner, hvorefter de tabte kilo sniger sig på igen. Slankekure prikker til den evindelige dårlige samvittighed, som altid minder én om, at man BURDE og SKULLE leve mere sundt.

SB Metoden er ikke en "kur" men en livsstilsændring. Med SB Metoden vender man ikke tilbage til gamle mønstre og vaner, men holder fast i den nye livsstil, hvor belønningen er varigt vægttab og en sund og stærk krop.

En af fordelene ved at leve efter SB Metoden er, at man IKKE behøver forsage ting. Faktisk må du gerne spise "alt", dog med omtanke. Det som tæller er, at dagligdagen er i balance.

Fortæl din krop, at livet ikke er forbi, fordi du har valgt at spise 80% base, den vil stadigvæk få 20% af alt det den rigtig godt kan lide, så der er ingen grund til panik. I øvrigt, vil du på et tidspunkt komme til at elske at leve efter SB Metoden, det er kun et spørgsmål om tid, indtil kroppen har vænnet sig til de nye smage og dufte.

Glæd dig til SB Metoden, den vil ændre dit liv for altid.

Indledning

SB Metoden blev en realitet for mig, da jeg ville finde en udvej for mit mave-tarmproblem. Jeg havde været der flere gange før, men ikke rigtigt fundet melodien, så den blev skrinlagt op til flere gange.

På et tidspunkt var jeg dødtræt af altid at skulle tænke mig om når jeg spiste. Jeg tog meget hurtigt på, blev oppustet, fik ondt i mave og tarme. Sukker og alkohol var min værste fjende, så jeg vidste på forhånd, at de to ting skulle begrænses, hvis jeg skulle gøre mig håb om at få styr på min krop.

Det som gjorde udslaget denne gang var, at jeg ændrede indstilling til SB Metoden. I stedet for at kalde den Syre-Base balancen, lavede jeg det om til SB Metoden og ændrede nogle ting i den. Det var som om titlen passede bedre ind i mit liv, det virkede ikke så belærende, og dødkedeligt, og de ting jeg ændrede i den gjorde, at jeg fik lyst til at give det endnu et forsøg. Sådan opstod SB Metoden.

Da jeg startede på SB Metoden, havde jeg allerede tabt 2 kilo efter den første uge. Jeg holdt fast i metoden, og efter 1 måned røg der 8 kilo. Dem har jeg ikke taget på igen.

Det var ikke kun de tabte kilo, som gjorde at jeg holdt fast i metoden, men fordi mit velbefindende blev så fantastisk. Den oppustede mave forsvandt, mavesmerterne aftog og toiletbesøgene blev til flydere i stedet for bundere.

Senere i forløbet tog jeg en kold tyrker, og lagde sukkeret på hylden. Det var super hårdt de første 14 dage, men så kom belønningen, min krop havde slet ikke lyst til sukker mere. Det var virkelig underligt, når min mand spiste chokolade, is, kager osv. havde jeg slet ikke lyst. Kroppens behov havde ændret sig markant.

Min krop ville have basemad i stedet for syremad. Spiser jeg for meget syre på én gang, bliver jeg oppustet igen og kan godt få ondt i maven. Sørger jeg derimod for en god balance mellem Syre og Base, har jeg det fantastisk, og kiloene sniger sig ikke på igen. Jeg holder vægten.

Det som jeg troede var svært i længden, blev pludselig ganske naturligt. I dag tænker jeg ikke på hverken Syre eller Base, det er blevet en del af mit liv, jeg gør det bare som en naturlig ting.

Det er min opfattelse, at rigtig mange mennesker har behov for nye værktøjer til et sundt liv med en slank krop. SB Metoden indeholder rigtig mange værktøjer, som er enkle at anvende, og som på en overskuelig måde viser vejen til et sundt liv med en slank krop.

Lever du efter SB Metoden, lærer du også, hvordan du styrer uden om alt det, som gør dig usund og fed. Hvis jeg er heldig, kan jeg måske få dig til at undre dig over, hvad vi skal med alle de kæmpe store supermarkeder, som bugner af tilbudsvarer, færdigretter, discount, tilbud, fedtfattigt, lightprodukter osv. som de kalder mad, jeg kalder det 'skrammel'.

Lever du efter SB Metoden, behøver du kun tænke i enkle og gode råvarer, og så lidt "gris".

Forestil dig hvor mange penge du kan spare på et år. Du vil købe mindre Junk Food, undgå sodavand og Coca Cola (det er rigtig dyrt), Take A Way, og alt det andet du plejer at købe, som har været medvirkende årsag til, at du er blevet overvægtig, og usund. Tro mig, det vil kunne mærkes på madbudgettet, kroppen og ikke mindst velværen.

Tænk på, hvor meget kemi du udsætter kroppen for i hverdagen, når du spiser og drikker produkter med forskellige tilsætningsstoffer. Tro mig, det er rigtig meget.

Hvad er SB Metoden

SB Metoden er ikke en "kur" men en livsstilsændring. SB Metoden handler om at spise ting som kroppen er skabt til at omsætte og få gavn af.

Vores kroppe er ikke bygget til, og kan derfor ikke omsætte tilsætningsstoffer, sprøjtemidler, hormoner, aspartam, kviksølv og andre kemikalier. Det kroppen ophober, kan den heller ikke komme af med igen.

Ved at leve et gennemsnitsliv med discount mad, skjult sukker i færdigretter, Junk Food, fedtfattigt, Lightprodukter osv., har kroppen ikke mange chancer for at holde os slanke, sunde og raske.

Lever du derimod efter SB Metoden, som går ud på at spise 80% base og 20% syre, vil du gøre din krop en kæmpe tjeneste, og den vil belønne dig med en fantastisk krop, som er slank og smuk og har et stærkt immunforsvar.

Hvem kan anvende Metoden

Det kan enhver, som har lyst til at bruge lidt ekstra tid på at gøre de ting, som bogen anviser. Gør du det, kan du være sikker på at få rigtig meget fornøjelse af SB Metoden.

Har du børn, kan de prise sig lykkelige for, at have forældre, som giver dem den største gave i livet, en sund og rask krop uden overvægt. Børn kan snildt leve efter SB Metoden, det er ganske ufarligt.

Dine børn vil ikke stille spørgsmålstegn ved kosten, for af natur vil børn helst spise sådan, fordi de er tættest på en naturlig balance i kroppen så længe de er børn, og så længe ingen ødelægger den balance.

Det er først når forældrene lærer børnene at spise underlødig mad som Fastfood, Take A Way, Fedtfattigt, Discount osv., at de får problemer med usunde spisevaner. Den største synder er sukker.

Når først sukkeret har gjort sit indtog i kroppen, er det en evig kamp at sige nej til sukker, og ja til sund mad. Sukker findes i alle former for

færdigretter, discount, Take A Way so-
davand, Coca Cola, slik, kager, brød
osv., som rigtig mange lever af hver
dag.

I snit spiser hver dansker ca. 30
kg. sukker om året, hvilket svarer til
ca. 2,50 kg. om måneden. Beregnin-
gerne er baseret på alle danskere, og-
så ældre og babyer. Så der er altså
nogen som spiser meget mere end
2,50 kg. om måneden.

I en halv liter Cola er der 25 stk.
sukkerknalder. En sukkerknald vejer 2
gr., så der er ca. 50 gr. sukker i en halv
liter Cola. Rigtig mange køber 1½ L Cola,
hvilket svarer til 150 gr. sukker! UHA, si-
ger jeg bare.

Er der noget som kan ødelægge
den naturlige balance i kroppen, så er
det sukker, og alle former for tilsæt-
ningsstoffer, kemi, hormoner osv.

Syre- Base balancen

Vores kroppe indeholder både syre
og base, og mellem disse skal der være
balance, for at kroppen kan fungere op-
timalt. Denne balance kalder man krop-
pens PH-værdi, som skal være neutral el-
ler let basisk.

Er kroppen for sur, bliver vi let over-
vægtige, får gæring i mave- tarmsyste-
met, oppustethed, hovedpine, kvalme,
træthed, og ikke mindst lavt immunfor-
svar, hvilket kan føre til mange forskellige
livsstilssygdomme.

En neutral eller let basisk krop er i balance, hvilket giver et stærkt immunforsvar, som holder os sunde og raske.

Vil man opretholde en neutral eller let basisk PH-værdi i kroppen, handler det om at spise 80% Base og 20% Syre. Vi skal f.eks. ikke kun tænke i kalorier, proteiner eller kulhydrater, men mere i Syre og Base.

Basedannende kost er typisk grøntsager som salat, broccoli, tomater, agurker. Frugter som æbler, nødder, dadler, bananer, citron, melon. Rodfrugter som pastinak og rødbeder. Syrnede mælkeprodukter samt drikke som grøn te, juice og ikke mindst vand. Af det skal du spise og drikke 80% i løbet af dagen. Du kan sikkert finde flere lækre ting, som hører ind under basedannende kost.

Syredannende kost er typisk fedt og olier, brød, ris, mel, pasta, mælkeprodukter som ost og mælk, kød, fisk og skaldyr, drikke som alkohol og kaffe, sukker og sødestoffer samt kartofler. Af det må du spise op til 20% om dagen, så det er IKKE forbudt.

Det kræver ikke den store studentereksamen for at se, at rigtig mange mennesker spiser mere syredannende end basedannende kost. Hvis vi kigger os omkring, ser vi rigtig mange overvægtige, som alle sammen, uden at vide det, er kommet til at skabe et surt indre miljø. Disse mennesker har alle sammen muligheder for at ændre deres liv ved at leve efter SB Metoden.

At have en neutral eller let basisk krop, er som at vinde i lotteriet. Der findes simpelthen ikke noget, som giver livet mere værdi. Jeg taler af egen erfaring, så hvorfor ikke vinde i lotto med SB Metoden og få et fantastisk helbred og en smuk krop.

Hvordan kommer du i gang

Du kommer i gang med SB Metoden ved at begynde at tænke i Syre & Base mad. Brug tid på at sætte dig ind i metoden, før du går i gang. Lad være med at kaste dig hovedkulds ud i projektet, det fører sjældent til noget godt resultat.

Når du tænker i Base, skal du tænke i naturlige råvarer såsom frugt, grønt, svampe, kartofler, hvidløg, ingefær, nødder, dadler, syrnede mælkeprodukter, juice, urtete, vand osv. Hvilket svarer til 80 % af kosten.

Når du tænker i Syre, skal du tænke kød, fisk, fjerkræ, æg, mejeriprodukter, kornprodukter, slik, kager, alkohol, kaffe, læskedrikke, færdigretter osv.

Det kan godt være, det lyder kedeligt, men tro mig, det er det ikke, for du må få helt op til 20% af det du elsker (syre) hver dag.

Når først du har spist efter SB Metoden et stykke tid og mærket de positive forandringer i kroppen, virker 20% syre okay. Det er et spørgsmål om at være kreativ. Belønningen er så stor, at du hurtigt finder den rette balance. HUSK, det er tilladt at synde!

Når jeg er i byen, spiser jeg hvad der bliver serveret, men forsøger at undgå for meget syre, uden det vækker for megen opsigt. Hvis jeg har lyst, drikker jeg også alkohol.

Får jeg en ubændig lyst til at "synde", kan jeg godt finde på at spise chips (økologiske), og drikke øl eller vin, og så nyder jeg det.

Alligevel er min krop stort set altid neutral eller let basisk. Skulle den snige sig ned på den sure afdeling en gang i mellem, går jeg ikke i panik af den grund, for jeg ved, i morgen er den i balance igen.

Brug din sunde fornuft, undgå at blive helt fanatisk, nyd livet samtidigt med du spiser efter SB Metoden. Dit liv vil ændre sig for altid. Du taber dig, uden at gå på slankekur, og holder vægten, samtidig med at du bliver sund og rask. Hvad mere, kan man ønske sig?

Træthed

Træthed kan skyldes rigtig mange ting, men én ting er sikkert, spiser du Discount produkter, Take A Way, Fast Food, Junk Food, Pizza, færdigretter, slik, kager, Lightprodukter, drikker Coca Cola og andre kunstige drikke hver dag, kommer din krop i underskud af livsvigtige vitaminer, mineraler, aminosyre, sporstoffer, fedtsyrer osv.

På den lange bane resulterer det i et lavt immunforsvar, som er det samme som at åbne døren og byde bakterier, vira, svampe, parasitter, eksemer, allergier, astma, bronkitis, gigt, cancer, hovedpine, træthed, og jeg kunne blive ved, velkommen i dit indre miljø.

Er dit indre miljø først blevet forurenet af kemi, pesticider, aspartam, kviksølv, transfedtsyrer, hormonpræparater, aromastoffer, farvestoffer og andre tilsætningsstoffer, har du fået skabt en alvorlig tilstand i kroppen, som ikke forsvinder, så længe du gentager succesen.

Du kan hverken forvente at få gode naturlige råvarer eller holde dig sund og slank, så længe du køber Discount, det hænger simpelthen ikke sammen. Discount er discount, så er den ikke længere. PUNKTUM!

Føler du dig unaturlig træt, er det
måske på tide at se på dine kostvaner. Vi
er vanedyr og køber derfor ofte de sam-
me produkter igen og igen. Vi rækker au-
tomatisk ud efter de ting vi kender, fordi
det giver os følelsen af tryghed. Det er
ganske naturligt, men hvorfor ikke prøve
at bryde de gamle vaner og se dig om
efter produkter, som står på listen i SB
Metoden. Det er ikke så svært, det er kun
et spørgsmål om at skifte spor.

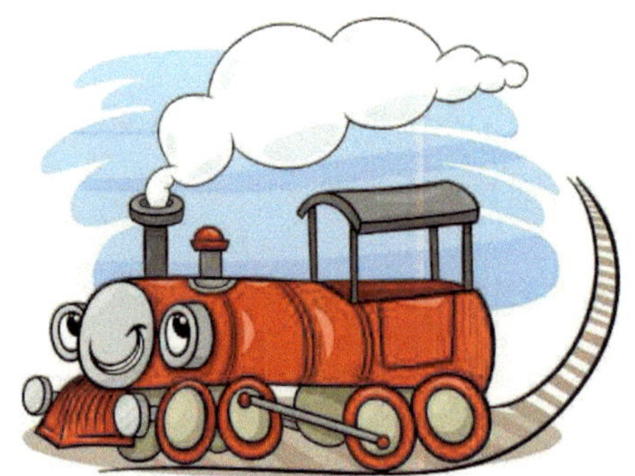

Vaner og mønstre

Jeg har levet efter SB Metoden i næsten 2 år og tabt 13 kilo de første 6 måneder. Det har holdt sig siden, med ganske små udsving, afhængig af hvordan jeg afbalancerer SB Metoden.

Hvis jeg har været i byen og syndet, tager jeg altid lidt på igen, men når jeg vender tilbage til balancen mellem Syre og Base, taber jeg mig rasende hurtigt fra den ene dag til den anden, og det uden jeg behøver gå på slankekur.

SB Metoden, er det mest fantastiske jeg nogen sinde har gjort for mig selv. Mit velbefindende er uovertruffen, det overstiger noget, jeg aldrig havde forestillet mig. Jeg føler mig let, slank og sund, har fået meget mere energi og overskud, har fået lyst til mange ting som jeg bare drømte om førhen, og ikke mindst, jeg har fået en fantastisk livsglæde.

Generelt lever jeg sundt, så det har været let for min krop at omstille sig. Jeg spiser i forvejen økologisk. Køber aldrig fedtfattigt, eller færdigretter, dog med undtagelse af økologiske. Drikker ALDRIG Coca Cola, måske en sodavand eller to om året, nyder øl og vin én gang i mellem, og drikker kaffe et par gange om dagen.

Hvorfor så frøene til sygdom og fedme, hvis det kan undgås ved at gå udenom de farlige produkter. Der findes et utal af sunde produkter, du kan vælge i stedet for. De kan købes i alle supermarkeder, også Fakta og Netto.

Vi lever vores liv efter indgroede vaner og mønstre, derfor er det også svært, at ændre de vaner vi nu engang har fået indkodet. 80% af vores handlinger styres af vaner og mønstre.

Men hvorfor ikke lave nogle nye vaner og mønstre? Du bestemmer jo selv, der er ikke nogen som trækker tingene ned over hovedet på dig. Du har dit frie valg!

Pas på dig selv, for der er ingen andre der gør det. Brug din sunde fornuft, lad dig ikke rive med af reklamer, som lover dig fantastiske produkter til ingen penge, du får hvad du betaler for, den er ikke længere.

Reklamer er lavet til dem som tror på hvad de lover dig. Hvis du vil undgå at fal-

de i reklame-fælden, skal du være vågen
når du handler.

Vær vågen når du handler

Når du handler, skal du vænne dig
til at være vågen. Væn dig af med at bli-
ve draget af billige tilbud, kun hvis det er
økologisk eller naturlige råvarer, ellers
hold dig på lang afstand. Det er netop bil-
lige tilbud, fordi de ikke er bedre værd.
Samtidigt er det med til at fastholde dig i
gamle mønstre og vaner.

Væn dig af med at gøre de samme
ting hele tiden. Gør noget andet end det
du plejer at gøre. F.eks., læg en slagplan
inden du handler. Lav en liste med de
ting, du vil prøve at finde, led efter dem
indtil du finder dem. Hvis du holder fast,

vil du til sidst finde det du søger, og du vil føle en stor tilfredsstillelse.

Kør denne øvelse de næste 14 dage og find ud af, hvor nemt det pludselig er blevet at købe naturlige sunde råvarer. Det sjove bliver, når du ikke mere lægger mærke til de ting, du plejede at købe. Så har du virkelig fat i den lange ende.

Du skal næsten lige høre denne lille episode i Irma en lørdag formiddag. Jeg stod ved kassen, og lagde mine varer på båndet som var økologi og naturlige råvarer.

Bag mig stod en far med et barn på ca. 9 måneder, som sad i indkøbsvognen. Jeg lagde mærke til, at faren stirrede på mine varer på båndet. På et tidspunkt sagde han, undskyld, må jeg godt spørge dig om noget! Hvor har du fundet alle de skønne varer henne? Jeg blev lidt overrasket over hans spørgsmål, det var ikke hvad jeg havde forventet, for selvfølgelig havde jeg fundet dem i Irma, men det var heller ikke hvad han mente, for han fortsatte; jeg har i lang tid kigget efter sådan nogle gode produkter her i Irma, men kan ikke finde dem.

Jeg fortalte ham, at han skulle give sig selv lov til at bruge al den tid det tager at finde nye produkter. Skriv en liste med de ting du vil finde. Vælg en dag hvor du har mulighed for at gå alene i Irma, og hvor du ikke skal skynde dig, så skal du nok finde det du søger. Er du i tvivl, kan du spørge personalet, som altid er meget hjælpsomme.

Han takkede 1000 gange og sagde, at jeg havde været med til at åbne en ny dør i hans liv. Det var jo stort af ham at tænke sådan, for jeg havde ikke gjort andet end "tilfældigvis" stået foran ham i køen og givet ham nogle enkle råd.

Men episoden beskriver lige præcis det, jeg forsøger at forklare dig. Giv dig tid til at finde nye produkter. Ofte ligger de lige ved siden af Discount og færdigretter, du skal bare tænke i andre baner. Kig f.eks. efter Øko-mærket, så kan det aldrig gå helt galt.

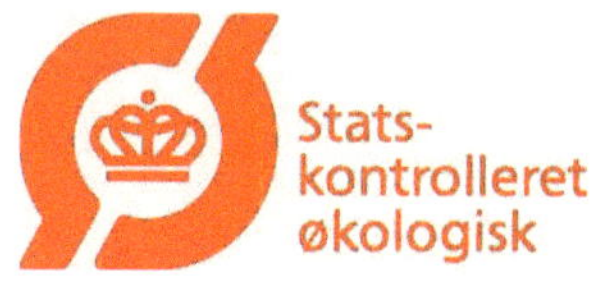

Henvisning:
http://www.foedevarestyrelsen.dk

Reklamens magt

Undgå at se tilbudsreklamer i TV, lad være med at få reklamer i din postkasse, det underminerer din sunde fornuft, og inden du ved af det, står du med Discountprodukter i hånden.

På posthuset, kan du få mærkater til at sætte på postkassen, hvor der står 'NEJ TAK TIL REKLAMER'. Faktisk indfører Post Danmark ny service i slut 2015, hvor man tilmelder sig på nettet, hvis man ikke vil modtage reklamer i postkassen.

Planen er, at alle tilmeldte automatisk bliver fornyet for næste periode, som er 2016-2018. Man får oven i købet tilsendt mærkat til postkassen automatisk. Nemmere kan det da ikke være.

En sand historie; en aften i et su-
permarkedet så og hørte jeg en mor og
datter, som var på jagt efter reklametil-
bud. De for begge to rundt med tilbuds-
aviser i hånden og ledte efter billige pro-
dukter.

Datteren råbte højt, mor, se derovre,
der er også tilbud, og så løb hun over til
montren og nærmest skreg tilbage til mo-
ren, 'ej ad mor, det er økologisk'.

Jeg må sige, at jeg blev rystet og
rigtig ked af det, for både mor og datter
var begge to kæmpe store. Totalt overfe-
de, de nærmest vaklede af sted. Ikke no-
get under, da jeg så hvad de havde i kur-
ven. Flere liter Cola Zero, chips, dybfros-
ne pomfritter, færdigretter, medister, ka-
ger, slik, minimælk og hvad de ellers løb
rundt efter på tilbud.

Det var så trist, at jeg fik helt ondt i sjælen. Jeg kunne ikke lade være med at tænke: Hvad skal der blive af de to, hvem skal hjælpe dem til at forstå, at de er helt galt afmarcheret?

Skræmmende, hvor stor indflydelse reklamer har på vores liv. Vi er simpelthen så nemme at manipulere, at man nogen gange tror det er løgn.

Hvis du vil leve efter SB Metoden, skal du tænke i helt andre baner. Tænk sundt og lækkert. Se dig selv som en smuk, slank og rask person. En person folk kigger efter, fordi du ser bragende godt ud, og ikke fordi du er stor og uformelig. Der er en verden til forskel.

Hvis du mener du har overskud og lyst til at arbejde med dig selv, har du

muligheden for at rykke dig ved at læse
og bruge denne bog som vejledning og
opslagsværk.

Cellehukommelse

Cellehukommelse handler om, at vo-
res celler husker alle oplevelser gennem
livet. De har hukommelse som en elefant,
de glemmer ALDRIG. Alt hvad du har op-
levet, helt fra din spæde barndom, er
gemt på harddisken og vil altid ligge la-
tent i systemet.

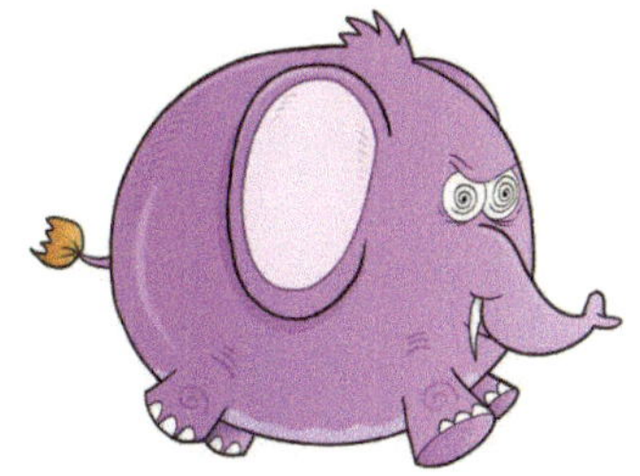

Cellerne er rigtig gode til at minde os om vores forskellige indkodede mønstre og vaner, i en uendelighed. De skelner ikke mellem, hvad der er godt eller skidt, de eksponerer kun hvad de er indkodet med, og som passer til den situation du befinder dig i, lige nu og her.

Spørgsmålet er, hvor i kroppen cellehukommelsen er kodet ind. Tidligere troede man, at al hukommelse lå printet i hjernen, men i dag er forskerne blevet klogere.

Blandt andet ved man i dag, at tarmene f.eks. bidrager med rigtig meget cellehukommelse. De sender også signaler til hjernen, og andre steder i kroppen, om tarmenes tilstand osv. Denne ny viden, har faktisk banet vejen for en hel ny indfaldsvinkel til, hvordan vi kan leve vores liv og holde os sunde og raske.

Hvis du f.eks. er overvægtig og rigtig gerne vil tabe dig, er det fantastisk at vide, at du også har mulighed for at ændre din hukommelse i tarmene og ikke kun i hjernen.

Det vil sige, du kan arbejde med dine tarmes tilstand, og derigennem påvirke hele kroppens balance. WOW, det er virkelig en genvej til en flot, sund og slank krop. Og her er SB Metoden fantastisk.

Cellerne er dine små venner, de er der altid for dig, uanset hvornår og hvordan. De minder dig altid om hvem du er, og hvorfor du reagerer som du gør. Det kalder jeg - rigtige venner!

Vi gentager mønstre hele livet igennem, uagtet om vi vil eller ej. Selv i situationer, hvor vi f.eks. står med en pose blandet slik og godt ved, det er helt ude i hampen, kan vi alligevel ikke lade være med at købe den forbandede pose slik. Når vi så har spist den, punker vi os selv med dårlig samvittighed og lover, at vi ALDRIG vil gøre det igen. Før næste gang.

Der er en hel naturlig forklaring på dette reaktionsmønster og alle de andre mønstre og vaner, som styrer vores liv. Det er netop Cellehukommelsen, som bare ikke kan lade være med at sende signalet, jeg må bare have denne pose slik.

Du som er ejer af din egen personlige cellehukommelse, har mulighed for at ændre, hvor meget hukommelsen skal have lov til at fylde og ikke mindst, hvor meget den skal have lov til at styre dit liv. Det er dig som bestemmer, du skal bare have de rigtige værktøjer, så du kan overtage styringen af dit liv.

Ændring af Cellehukommelse

Hvilke værktøjer du har brug for til ændring af indkodede mønstre og vaner i cellerne, beror på hvem du er som person, og hvordan du tænker og føler. Det er individuelt, hvilke værktøjer vi føler er nyttige for os. Dog er det bevist, at de fleste af os har nemmere ved at forstå en ny ting, hvis vi ser det for os (visuelt), i stedet for at få det forklaret med ord.

Underbevidstheden forstår meget lidt af, hvad der bliver sagt med ord, men elsker billeder, så derfor er det vigtigt, at vi får lært at bruge det visuelle billede ti omkodning af cellehukommelse.

For børn er det vigtigt, at værktøjerne er enkle og ikke mindst visuelle. Børn har nemt ved at forholde sig til billeder, fordi de tidligt lærer ting at kende ved at se og føle dem, i forhold til ord, som de først lærer rimeligt sent. Det forklarer måske, at børn er tættere på underbevidstheden end voksne er?

Tænkt eksempel:
Hvis du forestiller dig, at din underbevidsthed i en alder af f.eks. 17 år har oplevet dine forældres forventninger til dig siden du blev født, så vil du være kodet med deres ønsker og behov.

De havde måske forestillet sig, at du skulle uddanne dig til læge, ligesom din far og farfar. De forventede i hvert fald, at du skulle have en universitetsuddannelse. Det har familien altid gjort, så det står ligesom skrevet på væggen.

Det var måske ikke lige det du havde tænkt dig. Dine planer gik i en helt anden retning, du ønskede dig f.eks. en uddannelse til elektriker.

Dine forældres forventninger til dig, bliver ved med at poppe op, fordi de er blevet en del af dig gennem hele barndommen. Hver gang du sidder med ansøgningsskemaet til uddannelsen som elektriker i hånden, bliver du i tvivl. Tanker som, 'det er nok også bedre at uddanne mig til læge ligesom resten af familien, det giver sikker status og god løn', begynder måske at tage magten over dine egne personlige ønsker og behov.

Hele dette scenarie af indkodede mønstre og vaner (hukommelse) vil hele tiden minde dig om, hvad du skal gøre, i stedet for hvad du havde tænkt dig at gøre. Du er oppe imod hele dit liv, hver gang du forsøger at tænke i andre baner.

Vi har alle sammen ønsker og behov, som ikke bliver opfyldt, med mindre vi lærer hvordan vi kan udnytte vores indre værdier, som ligger og venter på at komme op i lyset.

Naturligvis findes der mennesker, som ikke lader sig styre af deres indkodede mønstre og vaner, måske fordi de ubevidst har flyttet grænser allerede som børn. Dog må de fleste af os erkende, at vi er slaver af vores indkodede mønstre og vaner (cellehukommelse), det som i daglig tale kaldes for arv og miljø.

Hvis du har lyst til at ændre din indkodning fra arv og miljø, har du mulighed for at ændre indkodningerne til ny hukommelse. Ved fysisk at vise eller fortælle dine celler hvem der bestemmer, er det dig, som bliver herre i eget hus, og på et tidspunkt vil dine ønsker og behov blive stærkere end de gamle indkodede mønstre og vaner.

Her er nogle gode tips:
Vi gør det hver dag, igen og igen, glemmer at sige til og fra. Vi tillader andre at overskride vores grænser i det uendelige. Vi siger f.eks. ja til ekstra arbejde, selvom der bliver råbt tydeligt NEJ i vores indre univers. Vi fik alligevel sagt ja til den

opgave vi godt vidste ville komme, men ikke havde overskud og tid til, og som vi var stensikre på at kunne manøvrere udenom.

Vi havde forberedt os på samtalen, det var bare at sige: Beklager, men NEJ det kan jeg desværre ikke. Underligt nok, var det ikke det, der kom ud af munden.

I virkeligheden handler det måske mere om, hvad vi føler vi er værd. Når det gælder, kniber det ofte med selvværdet, mange af os har tendens til at skubbe vore egne behov og ønsker i baggrunden, til fordel for andres behov og ønsker.

Når vi så har givet dem hvad de gerne vil ha', sidder vi tilbage med følelsen af at være udnyttet, og, hvem sørger for at fylde mig op? Underligt nok, er der ingen som gør det frivilligt, vi må lære selv at bede om at få vores behov og ønsker opfyldt.

Blive bedre til at sende signalet, jeg har IKKE styr på mit liv lige nu og her, så derfor har jeg heller ikke overskud til at opfylde dine ønsker og behov. Det bedste ville selvfølgelig være, hvis vi direkte sagde fra, på en fin og sober måde.

Men det kan være rigtig svært at sige til og fra. Vi er mennesker med følelser og indre dialoger, som ustandseligt spænder ben for os.

I vores egen lille fantasiverden kan vi klare det hele, og vi ved lige præcis hvordan det skal gøres, men - når vi står overfor opgaven, er det ofte helt andre ting, som kommer op, og det er dem vi er

oppe imod i vores liv. Der er cellehu-
kommelsen, men der er også det som vi
kalder 'Belønningssystemet'.

Belønningssystemet

Mennesket er udstyret med et 'be-
lønningssystem', som belønner os når vi
gennemfører en udfordring. Denne beløn-
ning higer vi efter i mange forskellige ud-
formninger. Det er jo ikke sådan, at vi får
en BMW eller et nyt hus, fordi vi har gen-
nemført en udfordring, men belønningen
består i lykkefølelse, en beruselse af lyk-
ke, som vi soler os i.

Denne lykkefølelse udløses af beløn-
ningsstoffet Dopamin, som er en neu-
rotransmitter, der fungerer som en slags
belønningsstof i hjernen. Stoffet udløses i

hjernen under indlæring og giver en behagelig tilfredsstillelse. Sex, sport, gennemførelse af et ellers umuligt projekt, indtagelse af ting som vi elsker, og ikke mindst spilleafhængighed, alkohol, narkotika, sukker og andet lækkert, udløser også Dopamin. Deraf navnet, belønningsstof.

Men hvad skal der til for at belønningssystemet udløser dopamin, og hvordan kan vi selv påvirke det.

"Folk, der er fysisk afhængige af f.eks. ecstasy, amfetamin eller kokain, blokerer for dopamin-transportørerne i hjernen. Euforiserende stoffer virker hæmmende på dopamin-transportørerne, så hver gang en person tager stoffer, sænkes hastigheden hvormed dopamin fjernes fra cellerne i hjernen.

Hos personer, som er afhængige af f.eks. spil, øges selve afgivelsen af dopamin i hjernen voldsomt når de spiller. Resultatet er ophobning af dopamin i hjernen. Vejene dertil er forskellige,« forklarer Albert Gjedde, professor på Aarhus Universitetshospital.

Citerede værker

Gjedde, A. (u.d.). *Professor på Aarhus Universitetshospital.*

Dopamin er også det centrale omdrejningspunkt hos stofmisbrugere, som for eksempel tager kokain.

Kokainen gør, at dopamin ophobes i hjernen og ikke kan skaffes af vejen igen, som hjernen ellers plejer at gøre. Med andre ord bliver hjernen oversvømmet med dopamin hos kokainmisbrugere.

»Den kunstige ophobning af dopamin narrer kroppen til at tro, at det den gør ved sig selv nu, er godt for kroppen. Det betyder, at personen vil opsøge den tilstand på trods af, at det ikke er godt for hverken krop eller sjæl.

Narkomanen oplever ganske enkelt en ekstrem udgave af en ellers naturlig mekanisme i kroppen, som vi andre bruger til at træffe sunde valg og lære nye ting med,« siger Jakob Kisbye Dreyer.

Citerede værker

Postdoc Jakob Kisbye Dreyer. (u.d.). *Nyheder Forskning Videnskab.* Hentet fra http://nyheder.ku.dk/alle_nyheder/2012/2012.11/a dhd_medicin_paavirker_hjernens_beloenningssystem/

Uønsket afhængighed

Netop fordi det er så basalt, er afhængighed af stimulanser ikke til at slippe af med igen for hjernen. Præcis som den aldrig glemmer, hvordan man kører på cykel. Det vil sige én gang afhængig, altid afhængig.

Men afhængighed er mange ting. Man kan være afhængig af fedtfattige produkter, Lightprodukter, Burger, Mac Donalds mad, Cola Zero, alkohol, cigaretter, Spil, Chips hver lørdag, eller man kan være afhængig af, Økologi, sunde råvarer, motion, drikke 2 L vand hver dag, sove godt, spise mørk chokolade, vegetarisme osv. Hvad er bedst?

I min verden er der ikke én af tingene som er bedre end den anden, fordi det

handler om afhængighed, og al af-
hængighed skaber ubalancer i kroppen,
blandt andet fordi dopamin oversvømmer
hjernen, og ophober det, så den ikke kan
skille sig af med det igen.

Hvis du bruger din sunde fornuft og
tænker over, hvad du gør ved dig selv,
uanset om det er godt eller skidt, har du
mulighed for selv at bestemme, hvad du
vil byde din krop og sjæl. Du har valget,
også selvom du er afhængig, det er kun
et spørgsmål om vilje og lyst til at leve et
sundt og helsebringende liv.

Det kræver selvfølgelig mere indsats
af dem, som har en genetisk betinget af-
hængighed end for dem, som har tilegnet
sig afhængigheden i løbet af livet. Ens for
begge to er dog, at du kan risikere at bli-

ve udfordret igen, hvis du møder dine dårlige vaner senere i livet.

Derfor handler det om at tage fat omkring nældens rod og holde godt fast, for livet vil hele tiden udfordre dig.

Er du afhængig, og har brug for støtte og hjælp, kan du som borger gå til din egen læge og få hjælp. De kan henvise dig til lige præcis den form for hjælp og støtte, du har brug for.

Accepter, at du måske har brug for professionel hjælp og støtte en overgang, det er i orden. Det handler jo om at finde den rette hylde til lige netop dig, der hvor du kan finde ro og anerkendelse. Så er det jo fuldstændig ligegyldigt, hvilken vej du skal rundt.

Husk, der er INGEN der er bedre end andre, vi er alle sammen guds sjæle, og har alle sammen ret til at være her. Vi er alle sammen indehavere af indre værdier, og dine er lige så gode som mine.

Dine indre værdier

Du er indehaver af din egen personlige skattekiste, der indeholder værdier som du måske slet ikke er klar over at være i besiddelse af. Dyk ned i skattekisten og find nye værdier frem.

Hvilke værdier har du mon i din skattekiste? Det kan du finde ud af ved at afprøve grænser. Her er nogle tænkte eksempler og løsningsforslag.

Normalt bliver du nervøs i store for-samlinger. Løsningsforslag: Stil dig foran et spejl og hold en tale for dig selv, som du har skrevet ned. I starten skal den va-re i 2 min.

Talen SKAL handle om dig, og kun dig. Du skal tale til en forsamling (i spej-let) og fortælle dem, hvor fantastisk du er, hvor lækker du bliver, når du har tabt dig, hvad du synes du fortjener af livet osv. Husk det er kun dig som hører talen, så smør bare tykt på.

Lyder det mærkeligt? Tro mig det er det også, men det virker. Så gentag øvel-sen hver dag i en hel uge, og gør talen længere og mere indholdsrig hver dag.

Efter nogle dage vil du opleve. at dit selvværd er blevet mere stabilt. Du har ikke lige så ondt i sjælen. Det er som om du føler dig mere fri. Måske føler du helt andre ting. Det finder du ud af ved at mærke efter.

Afprøv din styrke ved at møde op i en forsamling, og start med at gå rundt og sige hej til nogle af gæsterne. Når du er blevet god til det, afprøver du din styrke ved at stille dig op i en kreds af mennesker og fortælle en vittighed, eller hvad du har oplevet i dag, eller hvad du kan finde på. Læg mærke til folks reaktionsmønstre, og mærk din egen indre styrke. Vær stolt af dig selv, når du kører hjem.

Bliv god til at holde foredrag for dig selv i spejlet, og øv dig fysisk i forsamlinger. En skønne dag vil du opleve, at din angst for store forsamlinger er pist væk.

Næste eksempel kunne være denne situation: Du er sygelig jaloux på din kæreste Hans. Du får kvalme og angstanfald, hver gang han skal til arrangementer uden dig. Du fantaserer om utroskab og arrangerer scener i din fantasi. Men du tør ikke fortælle ham, hvordan du har det!

Hvordan kan det være, at du ikke bare fortæller Hans, at du er jaloux, det må han da kunne forstå.

Så enkelt hænger det bare ikke sammen. Her handler det nemlig ikke om følelsen jalousi, men om angsten for ikke at være god nok, og angsten for at miste, og det er en hel anden historie. Angsten for ikke at være god nok, og angsten for at miste er ganske ulidelige smerter at være kodet med, for de popper op i tide og utide, og gør livet til et mareridt.

Løsningsforslag: Hvis du nu vidste hvad det handlede om, kunne du fortælle Hans, at du i virkeligheden var bange for at miste ham, fordi du fantaserede om, at han måske ikke synes du var god nok.

Det er et spørgsmål om at sætte de rigtige ord på følelsen, i stedet for at forklæde følelsen med ordet jalousi, som ofte kædes sammen med nedladende vendinger som "nåh, du er nok jaloux hva"! Nej det er jeg faktiske ikke, jeg er i virkeligheden bange for at miste dig, fordi jeg tror, du synes jeg ikke er god nok. Se det er noget ganske andet!

Ofte bliver modparten overrasket over, når de bliver gjort opmærksom på, hvad det egentlig handler om. De har slet ikke tænkt på, at du er bange for ikke at være god nok, og angst for at miste.

At blive stærk er et spørgsmål om at gøre noget andet i stedet for at gøre de samme ting hele tiden. Du har ligesom prøvet de samme ting i mange år, og det har ikke rigtig flyttet noget, vel! Så find din indre styrke frem, stå op for hvem du er, hvad du synes og mener, og ikke mindst, hvad du tænker og føler.

Kunsten ved at ændre sine indre værdier og gøre sig stærk er, at man altid er opmærksom på, at det er for egen vindings skyld, og at man ikke lader det gå ud over andre. Det handler om etik og moral, og ikke om egoisme og selvhævdelse. Husk det, og du vil nå langt i din livsstilsændring.

Nu skal vi se på vores indre miljø, som har stor påvirkning på krop og sjæl.

Dit indre sure miljø

Ved stort indtag af syredannende fødevarer, stress, travlhed, manglende søvn og motion osv., vil kroppen blive oversyret. En oversyret krop giver rigtig mange uheldige symptomer.

Symptomerne er træthed, manglende lyst til at være aktiv, uligevægt, stivhed i kroppen, og meget andet. I det lange løb risikerer man at miste knogle- og muskelmasse. Dette forværres, hvis man ikke er legemligt aktiv på en måde, hvor knoglerne belastes samt ved normal aldring.

På et tidspunkt begynder kroppen desuden at trække basemineraler ud af nervecellerne i et forsøg på at vedligeholde blodets pH-værdi. Nervesystemet begynder at lide, og vi mærker, hvordan vi svækkes rent mentalt. Vores hjerne begynder at arbejde langsommere, vi kan ikke længere koncentrere os, og energiniveauet bliver lavt. Forstadie til stress, og rigtig mange sygdomme.

Kræftceller stortrives i et surt miljø men dør når kroppen er basisk. For kræftramte er det derfor yderst vigtigt at holde kroppen så basisk som muligt, gerne op mod en pH værdi på 8.

En naturlig PH værdi i kroppen skal ligge mellem 7 og 8, så er kroppen neutral eller let basisk.

Kornprodukter, f.eks. hvede, rug, byg og majs er syredannende, det samme gælder mælkeprodukter og sukker. Disse produkter udgør en alt for stor del af de flestes hverdagskost og er derfor én af årsagerne til oversyring af kroppen.

Er kroppen oversyret, har den brug for basedannende stoffer. Er kroppen ikke basisk nok, stjæler den basiske stoffer fra knoglerne, først og fremmest calcium og magnesium, hvilket øger risikoen for knogleskørhed. Overskydende syre kan også ophobes i bindevæv, led og muskler, som bliver mere stive, og gør ondt.

Bindevævet er løst væv, som forbinder kroppens forskellige dele med hinanden. Det ligger omkring organer og nerver og leverer næringsstoffer og signaler til cellerne samt fordeler vandet i kroppen.

Bindevævet optager også affaldsstoffer fra cellerne. Sundt bindevæv er basisk og er med til at aflaste kroppen.

Når der ikke er mere plads til syrer i kroppens væv, vil syren aflejres andre steder i kroppen, for eksempel som syrekrystaller i led, som i værste fald kan udløse en urinsyregigt, og/eller gigt.

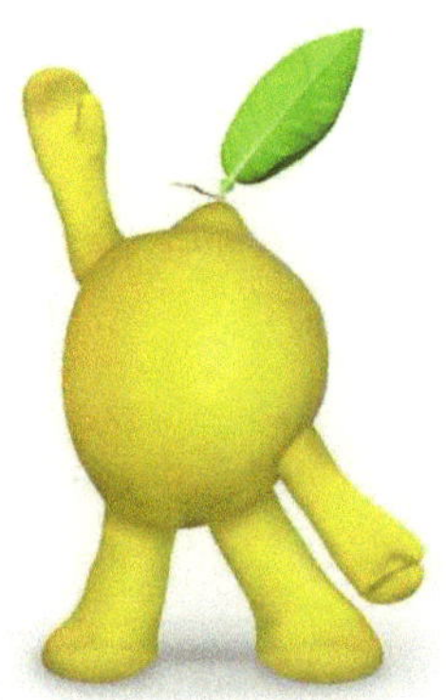

Kan syre fjernes fra kroppen

Syreoverskud kan til en vis grad fjernes fra kroppen ved at tage et karbad, hvor man lader vandet være 37 grader, hvorefter man opløser 100 gram Tvekulsurt Natron (som kan købes i Matas), og ligger i det i mindst 30-60 minutter. Fyld gerne efter med varmt vand.

Det virker endnu bedre, hvis man under badet børster eller masserer sin hud, så blodgennemstrømningen i huden forøges. Efter badet føles huden blød, og man sover rigtig godt.

Har man ikke tid til et karbad, eller har man ikke et badekar, kan man tage fodbad, med tilsætning af to spiseskefulde Tvekulsurt Natron. Det kan også afhjælpe udrensning af syreoverskud, og

give en god nats søvn. Du kan se på van-
det, at det bliver mørkere, det er affalds-
stofferne, som gør vandet mørkt.

Vil lige pointere, at det IKKE er nok
at tage et natron- bad eller fodbad, og så
fortsætte med at leve usundt, sådan fun-
gerer det ikke. Natronbadet er en hjælp
til udrensning af syreoverskud, men IKKE
en løsning på problemet. Hvis du vil und-
gå et surt indre miljø, må du spise 80%
base og 20% syre.

Hvis du vil måle din PH-værdi, kan
du på apoteket købe 'Universal Indikator-
papir, PH 1-11. Når du sidder på toilettet
og tisser, holder du et stykke indikator-
papir under strålen. Aflæs din PH værdi
på skalaen. Den skal ligge mellem 7 eller
8, som er neutralt eller let basisk.

Ældre og unge

ÆIdre har svært ved at udskille syre og har derfor større behov for basiske produkter. Mange ældre drikker for lidt vand. Det anbefales at drikke mellem 1½ til 2 liter vand dagligt for at understøtte udskillelsen af syre og affaldsstoffer.

Mange unge mennesker risikerer at udvikle kroniske sygdomme, da deres kost består af mange kornprodukter, mælkeprodukter, fastfood, fedtfattigt, færdigretter, slik, sukkerholdige spiser og drikke, såsom Coca Cola, sodavand, vitamindrikke osv., og alt for lidt vand.

Så er der lige den med 'Lørdagsslik'. Forældrene giver i god tro (forstå det hvem som kan), deres børn 'bland selv slik' til weekenden, så skal vi rigtig hygge os. Har du tænkt over hvad slik egentlig er for noget? Slik har jo intet med mad at gøre, det er ren kemi.

Jeg kan huske for mange år siden, da jeg tog uddannelsen til laborant. Vi lavede en masse forsøg, og en af dem var at finde ud af, hvad der var af kemi i vingummi og skumbananer.

Det som jeg virkelig blev rystet over var, at der i skumbananer var "Benzen". Et produkt som vi hentede i et aflåst skur, med dødningehoveder på døren og beholderne med Benzen.

Vi skulle have masker og handsker på, når vi arbejdede med Benzen. Forsøgsudstyret var placeret i en lukket boks med udluftning. Vi skulle stikke armene ind i lommer, som var lukkede rundt om handskerne. Sådan nogen som anvendes på kuvøser.

Da vi var færdige med forsøget, tog jeg mine gummihandsker af og opdagede en rimelig stor revne i min venstre pegefinger. Det blødte ikke, og gjorde heller ikke ondt, endnu.

Læreren gik helt I panik, tog en beholder, satte den i vasken og placerede mig foran vasken. Han tændte for det kolde vand og forklarede, at jeg skulle holde fingeren under rindende vand indtil det ikke gjorde ondt mere. Han fortalte ikke hvor længe jeg skulle sidde, men placerede en skolekammerat til at holde øje med mig.

Der sad jeg i 4 timer og fik ikke lov til at tage hjem, før det ikke gjorde ondt

mere. Og tro mig, på et tidspunkt kom
det til at gøre forfærdeligt ondt. Jeg var
flere gange parat til at stoppe showet,
men min skolekammerat havde åbenbart
fået læst og påskrevet, så den gik ikke.

I frikvartererne skiftede læreren
plads med min skolekammerat og sørge-
de for lidt drikkelse og spiseligt.

Dagen efter fortalte læreren mig,
hvorfor han havde været så emsig med at
jeg skulle blive siddende under rindende
vand, til smerten var væk, og det var no-
get af en gyser.

Han havde engang oplevet en elev,
som havde været udsat for det samme
som mig, dog i meget længere tid. Da
han tog gummihandsken af, fulgte hån-
den med. Han havde heller ikke mærket

noget, og heller ikke da han så, at hånden var væk.

Han blev kørt babu babu til sygehuset, hvor man amputerede armen over albuen, for Benzenen havde allerede ødelagt vævet i underarmen. Så det er absolut ikke noget at spøge med.

Tænk engang, i uvidenhed giver vi vores børn slik med Benzen, og andet kemi. Jeg ved da godt det er i små mængder, men mange bække små gør en stor å.

Så jeg tror det er rigtig fornuftigt at holde sig fra kunstigt fremstillet slik. Så er det bedre med et stykke chokolade, en is, dadler, figner, tørrede frugter, rosiner osv. Vi kan vænne os til alt, det er kun et spørgsmål om gentagelser.

Rigtig mange unge spiser alt for lidt grønt og frugt. Flere steder i Danmark, får 40% unge hverken frugt eller grønt dagligt. For at få en afbalanceret krop, skal mindst en tredjedel af kosten bestå af grønt og frugt.

Faktisk er det sådan, at de fleste børn elsker frugt men ikke køber det selv. Ligger det derimod i en frugtskål, vil de i løbet af ganske kort tid ribbe skålen for frugt, hvilket er meget bedre end slik og sodavand.

Børn kan godt lide grøntsager, dog helst rå. I stedet for at koge grøntsagerne, så lad børnene spise dem rå. Så er du sikker på, at de får sunde vitaminer og mineraler. Du kan evt. blanchere grøntsagerne kort, det bevarer nutrienterne i den rette form, med undtagelse af gulerødder og broccoli, som med fordel kan spises rå.

Lad børnene komme med gode ideer til deres madpakker, hvis de har lyst, men lad være med at tvinge dem til at bestemme hvad der skal være i madpakken, for så risikerer du, at de mister interessen og undværer hellere.

Får børnene ikke madpakke med i skole, er det en fribillet til kiosken, hvor de køber hvad de selv har lyst til, hvilket sjældent er sundt og nærende. Så vær den forælder, som bekymrer sig om sit barn og sørger for god mad og drikke i madpakken.

Et sundt barn er lig med en sund fremtid for os alle. Barndommen er der,

hvor mønstre og vaner gør sit indtog, og
som præger resten af deres liv.

Så kære forældre, tænk jer rigtig
godt om, når I sørger for mad og drikke
til jeres børn, det er Jer som former bør-
nenes fremtid.

Kære medborger

Hver gang jeg ser en familie som
er i ubalance hvad ernæring angår,
bliver jeg inderligt ked af det, for jeg
ved, at de ikke kommer gennem livet
uden alvorlige skrammer. Det tillader
jeg mig at skrive, fordi det ganske en-
kelt handler om sund fornuft. Der er
ingen, jeg gentager ingen, som kan
leve et sundt og nærende liv på un-

derlødig kost, det kan bare ikke lade sig gøre.

Hvorfor er det så svært at forstå, at discount er og bliver discount. Tror folk virkelig på, at når de køber discount, så køber de også sund og nærende mad?

Hvordan kan det være, at folk tror det er okay at drikke Coca Cola og /eller sodavand hver dag. Er det sund fornuft, eller uvidenhed? Jeg har virkelig forsøgt at forstå det, men kan simpelthen ikke.

Den eneste undskyldning, der "måske" kan vige pladsen for den sunde fornuft, er reklamernes magt. Vi bliver bombarderet med reklamer, som lokker med billige fødevarer. De sender oven i købet signalet, jo billigere, desto bedre.

Det er oven i købet kommet så vidt, at man 'bevidst' lyver på indpakningernes forside. F.eks. kan der på vingummiposer stå 'fedtfattig'. Jamen der er jo slet ikke fedt i vingummi!

Hvor blev den sunde fornuft af? Det kan da ikke være rigtigt, at bare fordi reklamer fortæller, at det er super sunde produkter til ingen penge, så holder vi helt op med at tænke selv!

Hvis man tænker på hvad producenten og leverandøren vil have ud af at sælge billige produkter til dig og mig, så er det penge. De har absolut ikke deres tanker på vores sundhed. Det forstår jeg da godt, for selvfølgelig skal de tjene penge, det er jo logik for perlehøns, men hvorfor på den mad vi skal leve af, det er da uetisk?

Eller er det? De producerer jo bare det forbrugeren efterspørger, nemlig billige produkter. Man skulle da være et skarn, hvis man som producent ikke hoppede på den bølge.

De skal overleve, og det gør de rigtig godt på alle de tillidsfulde, uvidende forbrugere, som tror, at det som ligger i butikkerne er sundt og godt, fordi det er kontrolleret og godkendt til det danske marked.

Producenterne har fundet ud af, at forbrugeren reagerer på ordet "billigt". Jo oftere vi hører ordet "billigt", desto mere tror vi på det.

Når vi træder ind i supermarkedet, parkerer vi vores sunde fornuft i et hjørne og handler i god tro. Så enkelt er det!

Hvis du vil ud af påvirkningen fra reklamerne, så begynd at bruge din sunde fornuft. Spørg dig selv om, hvordan du tror maden er produceret, hvor sund den er for din krop, hvor mange giftstoffer, kemikalier og tilsætningsstoffer du får indenbords ved indtagelse af discount produkter osv.!

Tænker du nogen sinde på, hvordan du vil se ud når du bliver 50 eller 80 år. Vil du stadigvæk spise usundt, drikke Coca Cola, være overvægtig, eller har du planer om at ændre dit liv inden. SB Metoden er et rigtigt godt alternativ.

Dit indre sunde miljø

At være neutral eller let basisk i kroppen er vejen til sundhed og varigt vægttab. Du bliver sund og slank og behøver aldrig mere bekymre dig om slankekure, hvis du vælger at leve efter SB Metoden.

Det er madens indhold af mineraler, som er bestemmende for syre/base balancen i kroppen. Vænner du dig til at vælge 80% base og 20% syre, vil du få et neutralt og eller let basisk indre miljø. Ved valg af fødevarer er det vigtigt at huske: basiske stoffer renser kroppen ved at neutralisere syreaffaldet.

Vores krop gør sit bedste for at fjerne det sure affald, der dannes under stofskifteprocessen, ved udskillelse af urin, sved og kuldioxid, som vi udånder.

Kroppen producerer ikke selv basiske stoffer! De bliver kun tilført gennem mad og drikkevarer.

Kroppen forsøger selv at omforme flydende affaldsstoffer til faste, så den kan lagre dem forskellige steder i kroppen, oftest i fedtlaget for på den måde at reducere deres forsurende effekt.

Ophobning af fedt er blandt andet følgerne af for meget syreholdigt affald, som ikke er blevet fjernet. Derfor er ophobning af syreaffald årsagen til for tidlig ældning og en af de vigtigste årsager til rigtig mange degenerative sygdomme, og ikke mindst overvægt.

Samlet set koster det samfundet milliarder af kroner hvert år i form af lægebesøg, medicintilskud, hospitalsophold, tekniske hjælpemidler, hjemmepleje, plejehjem, arbejdsløshed, skilsmisser, begravelser, osv.

Hvis du tager skridtet fuldt ud og lever 80% Basisk og 20% Syre, vil du få et helt nyt liv. Jeg siger det, fordi jeg selv lever efter SB Metoden og ikke kunne drømme om at ændre det igen.

Hvis jeg ryger ind i en syreperiode, går der højst et par dage, før jeg kan mærke forandringen. Jeg får ondt i leddene, bliver træt, ugidelig, irritabel, oppustet og tager hurtigt på igen. Tro mig, jeg er hurtigt tilbage på sporet igen.

Lev efter SB Metoden

Start med at drikke så meget vand, at du ikke føler dig tørstig. Vand er hjørnestenen i livet. Vi fødes med mere end 80% vand i kroppen. I en alder af 70 år, er der kun omkring 60% vand tilbage.

Vores sundhed afhænger direkte af vandets kvalitet og hvor meget vand vi drikker. Desværre er det blevet almindeligt at drikke kulsyreholdige drikke, som indeholder aromastoffer og kunstige sødemidler, og vi drikker kaffe, eksotisk te, vin, øl osv. i stedet for vand.

Vi har glemt, hvordan man drikker vand. De fleste har ikke lyst til at drikke 2 liter vand i døgnet, men drikker i stedet kun vand når de er tørstige. At være tørstig betyder, at kroppen allerede mangler en halv til en hel liter vand. Cellerne kan være "udtørrede", hvilket belaster alle kemiske processer, der finder sted i kroppen.

Vand, som behandles i kroppen, er den vigtigste del af væskegennemstrømningen. Vores organer "bader" i denne væske, den adskiller de billioner af celler vi har, og bærer nærende stoffer til cellerne og fjerner affaldet.

Desuden er vand det elektriske kredsløb, der bærer beskeder til alle dele af kroppen. Fordelen ved vand i forhold til mad er, at overskud af vand nemt kan fjernes fra kroppen.

Uden vand intet liv, så i stedet for kun at vaske dig og børste tænder i vand, skulle du begynde at drikke det, gerne

1,5 - 2,0 liter hver dag. Lav f.eks. en kande om morgenen med et par skiver citron i, stil den i køleskabet og drik det i løbet af formiddagen. Lav så en kande til, som du drikker i løbet af eftermiddag og aften. Så er du sikker på at være dækket ind.

Sådan finder du produkterne

Næste skridt er at begynde at øve dig i at finde de basiske fødevarer i butikkerne. Lav en indkøbsliste, kun med basiske fødevarer. Gå ind i de butikker du plejer at handle i, og start eftersøgningen. Det kan godt tage noget tid at finde produkterne de første par gange, men på et tidspunkt surfer du fra sted til sted og hiver basiske fødevarer ned af hylderne.

Når du føler dig tryg med de basiske produkter, er du klar til at skifte skabe, skuffer og køleskab ud med de nye produkter. Sørg for IKKE at have mere end 1/3 syreholdige produkter liggende, for så fristes du ikke så nemt. Selvfølgelig skal der være syreholdige produkter i hjemmet, men som forklaret før, er det de basiske som skal dominere.

Bagest i bogen kan du finde nogle links til steder på nettet, hvor du kan finde lister med Syre/Base mad, og opskrifter. Det er bare med at komme i gang, jo før du tager skridtet, desto hurtigere kommer du i gang med at tabe dig og ændre dit liv.

Måske du kan få hele familien med på ideen. Du vil i hvert fald være med til at bane vejen for et godt liv for dem, og hvad er mere nærliggende end at dele goder med ens kære, familie og venner!

Hvad med at starte en "klub", hvor I hjælper hinanden med at ændre livsstil. Det kan gøres på mange måder. Facebook er en god platform, det er stedet hvor alle deler viden og indsigt. Det at støtte hinanden i en udviklingsproces gør det ulig nemmere at fastholde den nye livsstil for alle parter.

Facebook er også stedet, hvor nyheder spredes lynhurtigt, og hvor du kan finde rigtig mange ligestillede.

Gode råd og vejledning

Du vil blive overrasket over hvor let det i virkeligheden er at leve efter SB Metoden. Det handler om at gøre det så nemt som muligt. Bliver det for besvær-ligt, har vi tendens til at opgive for let.

1. Tøm alle skabe og skuffer for usund mad, også køleskab og fryser

2. Erstat det med sunde produkter, brug evt. indkøbslisten

3. Sørg for at ændringerne bliver så enk-le og overskuelige som muligt

4. Der må aldrig mangle mad i huset, det er roden til alt ondt og snigeren til at spise usunde produkter.

5. Køb gerne lidt ekstra af det du bedst kan lide af frugt eller grønt, nødder, dad-ler osv.

6.   Spis flere gange om dagen, tag en banan, et æble, dadler, tomat, agurk, nødder, tørrede frugter, syrnede mælke-produkter osv.

7.   Drik vand – gerne 1½ - 2L hver dag

8.   Sørg for en god nats søvn

9.   Forsøg at omgive dig med positiv energi, det er så godt for sjælen.

10. Gå en rask tur hver dag, eller træd i pedalerne, hvis det falder dig lettere.

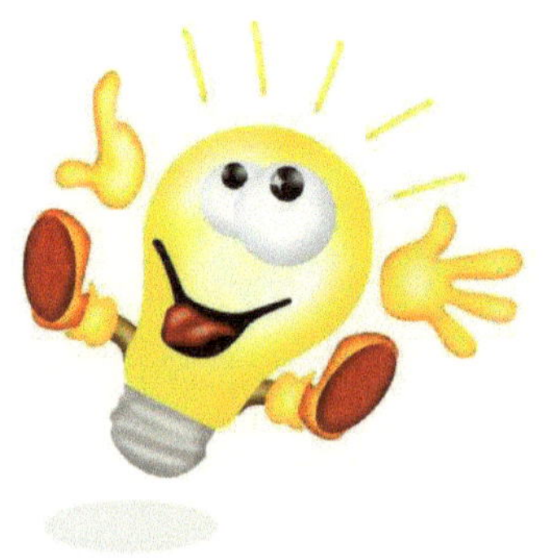

Liste over Frugt & grønt

A: Ananas, appelsiner, abrikos, agurk, avocado, asparges, artiskok, aubergine

B: Banan, blomme, birkesød (erstatter alm. sukker på mad), blåbær, brombær, babymajs, blomkål, broccoli, bønner, bladselleri

C: Cantaloupe, citron, clementin

D: Daddel

F: Fersken, figen, fennikel, forårsløg

G :Granatæble, grapefrugt, gulerødder, grøn peber, grønkål, græskar

H: Hindbær, hyben, hyld, honningmelon, havtorn, hvidkål, hvidløg

J: Jordbær, jordskok

K: Kiwi, kirsebær, kokosnød, kaki, kumquat, kartoffel, kinakål, kinaradise, knudekål, kålrabi

L: Lime, litchi, løg

M: Mandarin, mango, multebær, majs, majroe

N: Nektarin, nødder

O: Oliven, okra

P: Papaya, passionsfrugt, pomelo, pære, pak choy, palmekål, pastinak, peberfrugt, peberrod, perleløg, persillerod, porre

R: Rabarber, ribs, rønnebær, radise, rodselleri, rosenkål, ræddike, rødbede, rødkål

S: Solbær, stikkelsbær, stjernefrugt, savoykål, skalotteløg, skorzonerrod, spidskål, spinat, squash, sukkerærter

T: Tranebær, tyttebær, tomater, tang

V: Vindruer, vandmelon

Y: Yams

Æ: Æbler, Ærter

Værktøjer til indkøb

1.	Skriv en indkøbsseddel, før du kører ud for at handle

2.	HUSK, du må ikke tænke i tilbud eller discount! Jeg kan love dig, at det ikke bliver dyrere hvis du tænker dig om. Du skal huske på, at du sparer penge til Take A Way, Fast food, færdigretter, Pizza, sodavand osv. Alt sammen noget som er rigtig dyrt.

3.	Giv dig god tid til at handle

4.   Køb kun det som står på listen

5.   Gem bonner og før regnskab, sam-
menlign pr. måned, hvor meget du har
sparet ved at købe efter SB Metoden.

6.   Giv dig selv lov til at holde fast i me-
toden uanset hvad andre synes og me-
ner. Det er dit valg, og det må du gerne
være stolt af.

7.   Vej dig et par gange om ugen, og
oplev det unikke hurtige resultat.

8.   Væn dig til at skrive din indkøbsliste i
række efter hvordan butikken er indret-
tet. Det gør det nemmere at finde pro-
dukterne, og man udgår at blive fristet af
gamle vaner og mønstre.

Her er hvordan jeg handler ind i Irma:

a. Grønt og frugt er det første jeg møder
på min vej gennem butikken. Jeg bruger
god tid på at finde de ting, jeg skal bru-
ge. For mig findes der kun økologi. Det er
naturligvis op til dig om du vil købe øko-
logi eller ej, jeg vil bare ikke gå på kom-
promis.

b. Så kommer jeg gennem rækken med
olie, eddike, ris, korn, småkager, marme-
lader osv. Her køber jeg Basmatiris,
Rapsolie, eddike (til skyllemiddel i va-
skemaskinen), madeddike – der findes
mange typer. Så køber jeg syltetøj, små-
kager, urteteer, prøv f.eks. Yogi Tea –
Licorice, der smager forrygende. Juice,
havremælk og rismælk.

c. Så kommer jeg forbi montre med kød.
Først grisekød, som jeg går forbi (kan ba-
re ikke lide grisekød). Hvorfor? Det ved
jeg ikke, var heller ikke vild med det som
barn. I kødmontren finder jeg også kyl-
lingebrystfilet, hel kylling, lammekød, ok-
sekød, kalv osv.

d. I kølemontren med mælkeprodukter,
køber jeg A-Cido, skyr (to mælkesyrnede
produkter), fløde, smør, gær og æg,

e. I ostemontren går jeg amok. Vi elsker
oste, men da det hører under de 20% til-
ladte syrer, skal jeg alligevel tænke mig
om. Og det er noget af en udfordring for
mig, som elsker oste.

f. Så er der dybfrost. Her køber jeg for-
skellige pakker med økologiske vegetar-

retter, som bare skal varmes i ovnen. De smager fantastisk. Produktet hedder 'Hälsans Kök'. Man kan få Schnitzel, fileter, pølser, boller osv. De er gode til en travl aften, hvor det kniber med tid og energi til det store køkken, og så er de økologiske. Jeg køber også dybfrost grøntsager, frugt, oksekødssuppe og Hansen is.

g. Vin, øl og vand afdelingen bruger jeg meget lidt tid på, fordi vi køber øl og vin gennem andre forhandlere, og sodavand køber jeg ikke.

h. Så er der hyggeafdelingen, hvor jeg køber mørk chokolade, økochips, nødder og rosiner, dadler, figner, frugtpålæg.

i. Hver fredag køber jeg blomsterbuket-
ter.

Det er naturligvis underforstået, at
jeg køber økologisk og gode råvarer.
Ganske få produkter fås ikke som økologi,
og så går jeg på kompromis, og nyder det
alligevel. Det er så små mængder, at det
intet betyder på den lange bane. Husk
80/20 reglen.

Det var min tur rundt i byen. Nu vil
jeg opstille en typisk indkøbsliste som
den kunne se ud, når jeg handler stort
ind. Den er skrevet efter butikkens ind-
retning.

Indkøbsliste (stort indkøb)

1.   Bananer, æbler, appelsiner, friske store dadler, tomater, agurk, peberfrugt, fennikel, icebergsalat, hvidløg, ingefær, chili, broccoli, hvidkål.

2.   Basmatiris, rapsolie, olivenolie med citron, hvidvinseddike, mandler, valnødder, rørsukker, rosiner, småkager, havremælk, rismælk og juice.

3.   A-Cido, skyr, syrnet yoghurt, hytteost, fløde, Thise smør med sydesalt, æg, karrysild.

4.   Skæreost, MeLelland Seriously Strong (den er ikke stærk), Thise Mejeri Øko Blue (en mild blå ost), Coeur de Bleu (en rund fransk brie), Thise Mejeri (Ben-

nedict) hvid kloster ost, og så en god økologisk skæreost.

5.   Kyllingefilet, hel kylling, kalvekød, oksekød til bøffer, oksefars, lammefars. Pandekager, som skal varmes på panden.

6.   Frossen oksekødssuppe, kød- og melboller, frosne grøntsager og frugter til Smoothie, Hansen is.

7.   Mørk chokolade, Brusebadsbollemel (en økologisk færdig melblanding til boller eller brød) en utrolig nem måde at lave boller eller brød på. Dejen kan stå flere dage i køleskab og bruges i små mængder. Boller og brød smager forrygende. Husk tørgær. Jeg køber pakken med Grovboller.

8.   Brød bager jeg selv, så det er sjældent jeg køber brød. Men Irma har mange forskellige brødprodukter, som er virkelig lækre, så det er et spørgsmål om smag og behov. Dog er fuldkorn at foretrække.

Det var så min store indkøbsrunde, som ofte løber op omkring 1.000 kr. Men så har vi også mad til lang tid, så det er bare småindkøb de næste par uger.

Læg mærke til, at jeg også køber ting som feder, og som i store mængder giver et surt indre miljø. Men vi spiser jo efter SB Metoden, hvor det ikke giver problemer, så længe vi holder os til 20% af disse ting.

Mikrobølgeovn nemt og be-
kvemt

Mikrobølgeovnen er redskabet til hurtige og nemme løsninger. Færdigpakkede produkter er skabt til en hurtig tur i mikroovnen. Travle familier fravælger ofte det at stå i køkkenet og lave mad til fordel for hurtige nemme løsninger, hvor mikrobølgeovnen er en favorit.

Mikrobølgeovnen er meget populær i mange lande, med undtagelse af Rusland. I 1976 forbød man mikrobølgeovne i Rusland efter forsøg som viste, at mikrobølgerne ødelagde cellestrukturen i maden.

Rusland forskede i, om bestrålingen fra mikrobølgeovn var skadelig i længden. Forskningen viste, at efter indtagelse af mad lavet eller opvarmet i mikrobølgeovn, opførte blodet sig som om det var angrebet af cancer. Efter ca. 4 timer, viste prøverne ikke flere udsving og blodet opførte sig normalt igen.

I dag har anvendelsen af mikrobølgeovne fundet vej til de små nyfødte babyer. Det er så dejligt nemt at opvarme sutteflasker i mikroovnen. Det går hurtigt, og temperaturen er altid præcis, i stedet for at opvarme flasken i vandbad, som kræver noget mere årvågenhed.

Så var der lige den med at blodet opfører sig som om det er ramt af cancer, i op til 4 timer efter indtagelse af mad, eller drikke opvarmet i mikrobølgeovn. Så vidt jeg husker, så spiser nyfødte omkring 6 gange i døgnet, hvilket vil sige ca. hver 4. time.

Hvis forskerne taler sandt omkring blodanalyser fra personer, som har indtaget føde opvarmet eller lavet i mikrobølgeovn, bliver jeg virkelig bekymret for de nyfødte babyer, hvor forældrene i god tro giver deres små guldklumper mad, som er opvarmet eller lavet i mikrobølgeovn.

Forældre lærer at opvarme sutteflasker i mikrobølgeovn på fødegangen. Så det er da klart, at de tror det er i orden.

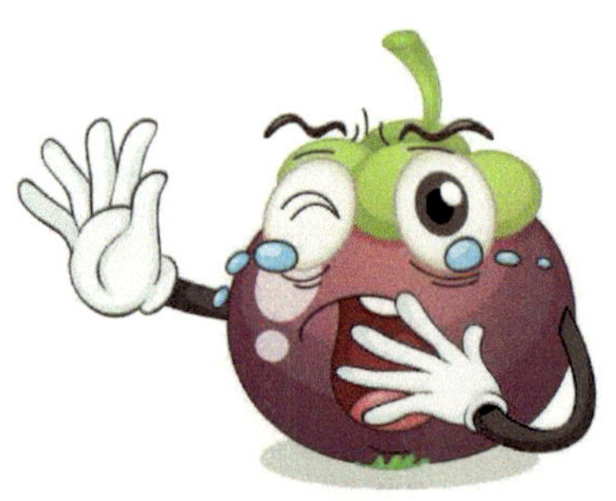

Skræmmende usund livsstil

Du har et kæmpe ansvar for din måde at leve på. Usund livsstil fører ofte til overvægt og følgesygdomme. Lever du skræmmende usundt, er det et valg, du har taget med dig selv. Der er ingen på hele denne jord som tvinger dig til at leve usundt.

Er du kommet til at leve skræmmende usundt, er du sikkert også blevet overvægtig. Overvægt er ofte selvforskyldt, med mindre du har fået konstateret en stofskiftesygdom, hvilket statistisk set kun rammer ca. 2% af befolkningen. Resten er ren og skær usund livsstil.

Er du den som står for indkøb i huset, og er i en familie med børn, har du et endnu større ansvar hængende over hovedet. Det er dig som bestemmer, hvad der skal være i køleskabet, og hvad du mener er sundt og nærende for hele familien. Det er dine hænder, som rækker ud efter de usunde produkter, der er ingen som putter dem ned i din kurv.

Rigtig mange danskere lever en skræmmende usund livsstil. De køber discount produkter, drikker Cola Cola og andet sprøjt hver dag, spiser slik, færdigretter, Take a Way osv. i lange baner. De sætter ikke spørgsmålstegn ved, om det de spiser gør dem overvægtige eller/og usunde, og det er skræmmende i sig selv.

Hører du til gruppen af danskere, som lever en discount tilværelse, og dermed en usund livsstil, kan du stille dig op i køen sammen med alle de andre, som også er havnet i samme situation. Tro mig, du er ikke den eneste.

Når jeg ser mig omkring, kan jeg blive helt trist over alle de mange overvægtige smukke sjæle, som har ladet sig fange i nettet, hvor discount er blevet en livsstil, ene og alene fordi det er billigt.

At føre en livsstil hvor discount er parameteret for, hvad der er sundt og meningsfyldt, så må jeg sige, at jeg er dybt rystet. Hvor blev den sunde fornuft af?

Folk bruger penge på alt muligt ligegyldigt, og sparer på den mad de køber. Det forstår jeg simpelthen ikke. Tænk, at så mange mennesker på verdensplan helt har mistet grebet, når det handler om kost.

De har ganske enkelt overladt ansvaret for deres sundhed til producenter, som af naturlige årsager kun tænker på hvordan de kan overleve. Hvem kan fortænke dem i det, så længe deres største indtjeningskilde ligger i discount produkter. De producerer discount, lige så længe folk løber spidsrod efter billige produkter. Hvor svært kan det være!

Vi skal se producenterne som dem der sørger for, at vi overhovedet kan få alle de skønne produkter som findes i butikkerne hjem på bordet. Men producenterne producerer selvfølgelig kun det forbrugeren køber. De er jo ikke så hjernedøde, at de producerer en hel masse dejlige råvarer, hvis der ikke er salg i dem. De skal tjene penge for at overleve, og det kan de kun, hvis vi forbrugere køber deres produkter.

Hvor er det under menneskets vær-
dighed at synke så dybt og fuldstændigt
overgive sig til discountverdenen.

Men, det er aldrig for sent at ændre
livsstil. Det er kun et spørgsmål om at ta-
ge beslutningen og få gjort noget ved
det. Så her er en skematisk oversigt over,
hvordan du får det bedste resultat ved at
leve efter SB Metoden.

Skema over livsstilsændring

1: Hold dig til SB Metoden.

Sæt dig et langsigtet mål på 1 år.

Lav nogle delmål, som er overkommelige.

Involver familie og venner om din beslut-
ning.

2: Dyrk motion flere gange om ugen.

Gå ture hver dag hvis du har tid.

Meld dig til holdtræning i Fitness Center.

Husk, det er bedre med lidt motion end slet ingen motion.

3: Drik vand hver dag

Drik mindst 1½ til 2 L hver dag

Stil en kande med 1 L vand i køleskabet, to gange om dagen.

Sørg for de er tomme inden du går i seng.

4: Køb sunde og gode råvarer

Brug den samme butik i starten.

Køb ikke fedtfattigt og lightprodukter.

Kig ikke efter discount, det er roden til alt ondt.

Få IKKE reklamer i postkassen.

Se ikke reklamer på TV.

5: Tænk i helt andre baner

Væn dig til at tænke på mad som noget
rart. Se dig selv som smuk og slank.

Tro på at du sagtens kan klare det.

Giv dig selv lov til at "synde" en gang
imellem.

6: Brug din sunde fornuft

Du behøver ikke lytte til reklamer som
tilbyder "fantastiske" produkter til ingen
penge. Brug din egen dømmekraft.

Det er logik for perlehøns, at kroppen
skal bruge det rigtige brændstof for at
holde os kørende, det skal din bil jo også.
Du ville jo aldrig putte benzin på en die-
selbil, vel?

Det kalder man sund fornuft.

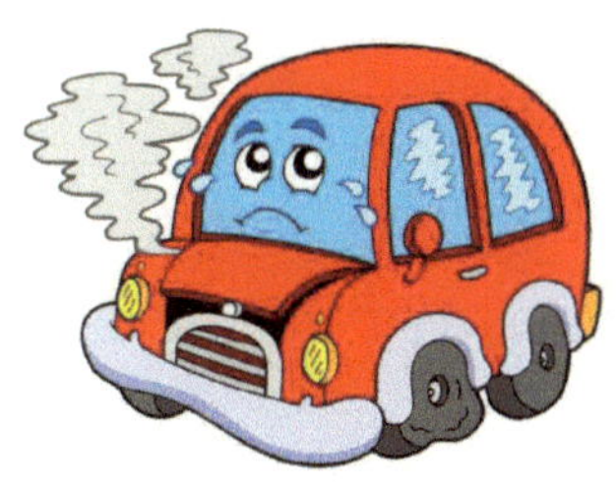

Motion

Motion er en vigtig faktor i SB Metoden. Uden motion er det umuligt at opnå varigt vægttab, og et stærkt immunforsvar.

Du behøver ikke motionere flere timer hver dag. Moderat motion flere gange om ugen er det, som holder på den lange bane. Her kommer et par gode råd.

Start med at gå eller cykle en tur hver dag. Lad være med at kigge på uret, bare nyd at være i den friske luft og lad tankerne flyde.

Når du synes du har gået eller cyklet nok, vender du om og går eller cykler hjem. Se om du kan holde samme tempo, som du gjorde på udturen. Ikke slowmotion, men lidt frisk tempo.

Når du kommer hjem, damper du lige lidt af, hvorefter en dusch er lise for sjælen. Klap dig selv på skulderen for at have gennemført din egen personlige livsstilsmarch!

Forsøg at lave et motionsprogram for en uge af gangen. Det virker mere motiverende. Det kan give dig følelsen af endelig at gennemføre noget, i stedet for bare at sidde og fede den.

Du finder hurtigt ud af, hvor lidt der skal til for at få et fantastisk velbefindende. Det er fordi belønningssystemet i hjernen udløser signalstoffet dopamin, som giver os en følelse af lykke, og denne lykkefølelse elsker vi at sole os i.

Du kunne f.eks. også melde dig til holdtræning i et Fitness Center i nærheden af hvor du bor.

At holdtræne giver fantastisk livsglæde, og ikke mindst en super god kropsfornemmelse. Man får strammet op på alle muskler, taber sig ved fedtforbrænding, sveder affaldsstoffer ud og vedligeholder balance og koordination, to vigtige parametre, som hurtigt forfalder ved overvægt, og med alderen.

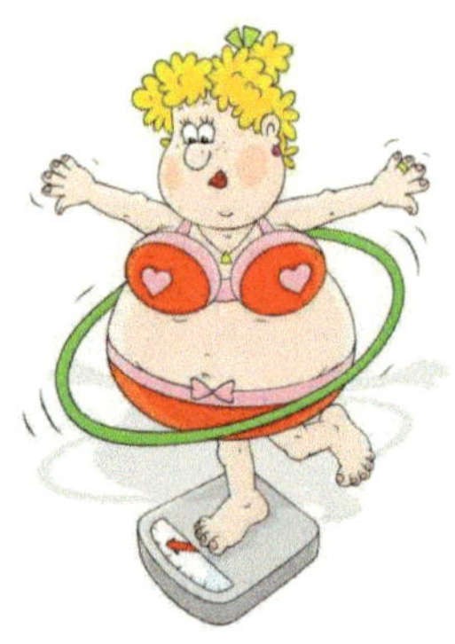

Jeg læste faktisk engang, at træning med maskiner pacificerer kroppen, så man risikerer at miste balance- og koordinationsevne. Derimod er gulvtræning super for balance og koordination, da mange gulvøvelser kræver en god balance og koordination, hvilket jeg måtte sande til min første holdtræning.

Jeg lagde mig lige så lang jeg var, indenfor de første 5 minutter. Det var rimeligt pinligt, men bekræftede også, hvad jeg lige havde læst. I dag, hvor jeg har holdtrænet et års tid, har jeg ikke problemer med balance og koordination.

Du skal vide, at hvis du motionerer samtidigt med at du gennemfører SB Metoden, vil du vinde den store præmie i lotto inden for de første 14 dage. Så fantastisk føles det at tabe sig, og få styrket krop og sjæl.

De første 14 dage er der, hvor der virkelig sker noget. Du taber en masse væske (husk at drikke rigeligt med vand, for at tilføre kroppen væske igen). Der er mange som bliver skuffede over kun at tabe væske det første stykke tid.

Det er jo fuldstændigt ligegyldigt om det er væske, der forsvinder først. Det er selve følelsen, når kiloene begynder at rasle af, og energien, som kommer i top, der betyder noget. Det er lige præcis det som gør, at vi bliver ved.

Der er også en anden vigtig faktor i at motionere, det er, at du får gang i tarmene. Når du motionerer, masserer du simpelthen dine tarme, og det sætter skub i peristaltikken.

Rigtig mange overvægtige kæmper med at komme på "toilettet". De har ofte tør mave, som gør det svært for kroppen at arbejde fæces ned gennem tarmen, men det kan motion gøre rigtig meget ved. Så ud og gå en tur, eller kom i gang med holdtræning i Fitness Centeret, det giver bonus på rigtig mange planer.

Hvis du beslutter dig for at starte til holdtræning i Fitness Centeret, behøver du ikke bekymre dig om, hvem du er, hvordan du ser ud, eller om du kan finde ud af det, for du er ikke alene. Der er selvfølgelig altid nogen på holdet, som bare kan det der, men de er altså også startet fra bunden engang, og tro mig, du kan blive lige så dygtig som dem, hvis du træner et par gange om ugen. Så bare hold ud.

Når man går en rask tur, masseres tarmen af kroppens bevægelser. Det sætter unægtelig gang i peristaltikken, som skubber fæces ned i tarmen, så lysten til at komme på toilettet bliver helt naturlig. Det er bare ikke særlig smart, hvis det sker på en gåtur.

Personligt sørger jeg altid for at have været på toilettet inden jeg går en tur, for hos mig fungerer en gåtur ligeså godt som afføringsmiddel.

Det er sket et par gange, at jeg efter ca. ½ times gang pludselig skulle på toilettet. Øh, der er altså ½ time hjem, og når det presser på tarmen, er en ½ times gang umulig.

Så er der kun en ting at gøre, og det er at finde et sted i naturen, hvor man kan aflevere sine efterladenskaber uden at være til gene for andre forbipasseren- de.

Det er selvfølgelig ikke særlig rart og prikker til den dårlige samvittighed, fordi det er frygtelig pinligt og nedværdigende. Det er ikke lige der man føler sig som en helt.

Derfor, sørg altid for at have papir og plasticpose med i lommen, hvis uheldet skulle ske, og vær en gentleman- kvinde, og dæk det ordentligt til efter dig, så der ikke er nogen, som risikerer at træde i det. Hvis det kan samles op, er det selv- følgelig det du gør, ligesom hvis det var en hundelort!

Nok om fæces og uhyrlige efterla-
denskaber i naturen og tilbage til sund-
hed for enhver pris.

Nu har vi været rundt om hele palet-
ten, og jeg håber dybt og inderligt, at du
har forstået hvor vigtig kosten er for et
sundt, slankt og helsebringende liv. Det
er simpelthen umuligt at foretage et va-
rigt vægttab uden at ændre livsstil.

Ændrer du livsstil ved at leve efter
SB Metoden, har du alle muligheder for at
få en sund og slank krop, også i fremti-
den. Men det kræver, at du holder fast
og ikke lader dig friste af gamle mønstre
og vaner.

En man overvægtig og ønsker at lave
en livsstilsændring, kræver det tilskud til
kroppen, som med sikkerhed er i under-

skud af vitaminer, mineraler, fedtsyrer, aminosyre osv.

Vitaminer og Mineraler

Kosttilskud er en jungle, hvis man ikke er vant til at købe dem, så jeg vil forklare dig lidt om de produkter der findes på markedet, og jeg vil komme ind på, hvilke der kan være vigtige for dig i starten af din livsstilsændring.

Vitaminer

Vitamin A
Findes i: Animalske fødevarer, gulerødder, spinat, hyben og stærkt farvede grønne grøntsager.

Godt for: Immunsystemet, slimhindeproduktion, øjets lyse receptionsområder og DNA aflæsning, så hormonerne får besked på hvad de skal.

Vitamin B1

Findes i: Svinekød, bønner, ærter, ind-
mad, asparges, hvedekim og korn.

Godt for: Stofskifte, nervøsitet, hjerte og
muskler.

Vitamin B2

Findes i: Mange fødevarer, især i mælk,
yoghurt, surmælksprodukter, æg, kød,
fjerkræ og indmad.

Godt for: Vækst af hud, hår og negle.
Vigtig for syn, og nedbryder kulhydrater,
fedt og protein

Vitamin B3

Findes i: Kød, fisk, skaldyr, kartofler,
mælk og yoghurt.

Godt for: Kroppens energiproduktion og omsætning af næringsstoffer i kroppen.

Vitamin B5

Findes i: De fleste fødevarer.

Godt for: Omsætningen af fedt og kulhydrater.

Vitamin B6

Findes i: De fleste fødevarer.

Godt for : Nervernes funktion og proteinomsætning

Vitamin B7

Findes i: De fleste fødevarer. Findes i store mængder i æggeblomme og lever.

Godt for: Celleomsætning.

Vitamin B9

Findes i: Fuldkornsprodukter, yoghurt, surmælk, leverpostej, lever, frugt og grønt.

Godt for: Celledeling, dannelse af DNA, og dannelsen af røde blodlegemer.

Vitamin B12

Findes i: Hovedsalig kød, fisk, skaldyr, mælk, ost og æg.

Godt for: Stofskiftet, dannelse af nye blodlegemer, omsætning af folinsyre og for nervernes funktion.

Vitamin C

Findes i: Citrusfrugter men også i andre frugter, bær og grøntsager.

Godt for: Produktionen af kollagen, hvilket er nødvendigt for bindevævet til opbygning af sener, hud, knogler og karvægge. C-vitamin kaldes også for kroppens buffer, fordi det øger optagelsen af jern og andre mineraler og vitaminer.

Vitamin D

Finds i: D-vitamin dannes i huden, når vi opholder os i solen. Er også tilgængelige i kød, æg og fisk.

Godt for: Muskler, knogler og tænder

Vitamin E

Findes i: Fuldkornsprodukter, nødder, frø, bladplanter, avocado, æg, mælk, margarine og vegetabilske olier såsom rapsolie.

Godt for: Cellemembran og cellestabilitet, beskytter fedtstoffer fra oxidation og øger

de røde blodlegemers stabiliserende ka-
pacitet.

Vitamin K

Findes i: Broccoli, spinat, spirer, kål,
tang, grønkål, animalsk mad, raps, soja-
og tidselolie.

Godt for: Blodets koagulering (forebygger
blodpropper) og knogledannelse. Gør det
muligt for skelettet at lagre kalcium.

Mineraler

Calcium

Findes i: Mælk, korn, kød, fisk og æg.
99% af calcium i kroppen, findes i knog-
lerne.

Godt for: Cellemembran og cellestabilitet,
beskytter fedtstoffer fra oxidation og øger

de røde blodlegemers stabiliserende ka-
pacitet.

Skal lige tilføjes, at Calcium optages me-
get bedre når der er Magnesium tilstede.

Magnesium
Findes i: Grønne grønsager, mandler,
nødder, fisk, kød

Godt for: Kroppens energi- og hormon-
produktion, cellernes sundhed, muskler,
immunsystem, syre/basebalance og ner-
vesystemet.

Magnesiummangel kan føre til visse syg-
domme som f.eks. sukkersyge, astma, al-
lergi og meget andet.

Jern
Findes i: Fuldkornsprodukter, tørrede

frugter, nødder, bønner, kød, lever, me-
lasse

Godt for: Jern er nødvendig for ilttrans-
porten i kroppen. styrker modstandskraf-
ten mod infektioner og stress. Giver god
kulør, vitalitet, udholdenhed, mod og
styrke.

Jernmangel er meget almindeligt og kan
give symptomer som træthed, hovedpine
og irritabilitet. Alvorlig jernmangel kan
være livstruende.

Selen
Selen findes i: I kød, især i lever og ny-
rer, fisk, skaldyr, mælk, ost og æg, samt
i visse nødder, især paranødder.

I Danmark har vi Selenfattig jord, så dan-
skerne skal være meget opmærksomme
på at få Selen i form af tilskud.

128

Godt for: Leverens funktion, immunsystemet, synet, håret og huden, hjertet, kraftig antioxidant, beskytter generelt organismens celler mod frie radikaler og er derved med til at bremse aldringsprocessen.

Selen beskytter i nogle tilfælde organismen mod forgiftning fra kviksølv, cadmium, bly, arsenik, stærk syntetisk medicin og radioaktiv stråling samt mange giftige stoffer. Skal dog ikke tages bogstaveligt, idet store mængder af giftige stoffer ikke kan nedbrydes ved indtagelse af Selen.

Gravide og ammende kommer let i selenmangel, idet hovedparten af det organiske selen går til barnet.

Personer, som spiser en ensidig kost, kan komme til at mangle selen.

Forsøg har vist, at ældre mennesker, som fik selentilskud, følte sig friskere, og at deres enzymaktivitet steg med 40%.

Jod

Jod findes i: Fisk og skaldyr, samt mel, æg og visse grøntsager.

Godt for: Jod bidrager til en normal funktion i skjoldbruskkirtlen og til dannelse af skjoldbruskkirtelhormoner, samt til et normalt energigivende stofskifte.

Chrom

Chrom øger insulinvirkningen, og sælges derfor ofte som kosttilskud. Chrommangel er meget sjælden, så derfor undlader jeg at komme ind på det her.

Zink

Zink findes i: Kød, mælk, ost og fuldkornsprodukter.

Godt for: Væksten, insulinaktivite-
ten, celledeling, immunsystem, hormon-
system, blodkredsløb, kirtlerne, kønsor-
ganer, sårheling, aktiverer mere end 200
enzymer.

Zinkmangel kan ses ved udviklingen af
visse nyre-, lever- og gigtlidelser samt
ved osteoporose (knogleskørhed), epilep-
si, cancer og demens.

Zink binder tungmetaller som bly, cadmi-
um og kviksølv, hvilket gør, at det be-
skytter mod forgiftning.

Kobber
Kobber findes i: Indmad, specielt lever,
fuldkornsprodukter, nødder og skaldyr.

Kobbermangel er meget sjælden, så der-
for undlader jeg at komme ind på det her.

Skal vi tage tilskud

Vitaminer og Mineraler bliver ofte betragtet som unødvendige. De fleste mener at kunne spise sig til sundhed gennem en sund kost.

Det vil jeg ikke benægte, for spiser man gode og sunde råvarer, økologisk, holder sig fra søde sager i store mængder, drikker alkohol og kaffe med måde, undgår rygning, motionerer, drikker rigeligt med vand, sørger for en god nats søvn, har et godt familieliv, godt arbejde og en god økonomi, osv., kan man muligvis spise sig til den rette kombination af vitaminer, mineraler, aminosyrer, fedtsyrer osv. Men, der skal altså ikke meget slinger til, før vi kommer i underskud, især med alderen.

Selvfølgelig har en, som lever efter ovenstående ikke det samme behov for tilskud, som en person der lever af discount, Cola, Take Away, slik, lightprodukter osv. Men der er en tommelfingerregel, som er nem at overskue.

De fleste mennesker har i perioder brug for tilskud af følgende:

C-vitamin (fordi C-vitamin fungerer som buffer, for optagelse af vitaminer og mineraler)

Selen (fordi vi lever i et land, hvor jorden er selenfattig), selv ved sunder råvarer.

Zink (fordi Zink er med til at holde toget kørende)

Magnesium (fordi Magnesium indgår i mere end 300 enzymprocesser).

Ved århundredeskiftet var magnesiumtilførslen mere end tre gange så stor som den er i dag. Ganske almindelig vestlig livsførelse fører til magnesiummangel.

Hvornår skal vi tage tilskud

Når vi bliver ældre, mister vi stille og roligt essentielle nutrienter, hvorfor det er yderst vigtigt at ældre mennesker sørger for at få kosttilskud i form af vitaminer, mineraler, aminosyrer, fedtsyrer osv.

Hvornår er vi så "gamle" nok til at tage tilskud. Der er forsket en del i netop dette problem, og forskerne er rimelig enige om, at vi allerede begynder at miste vigtige stoffer fra kroppen når vi runder 30 år. Jo ældre vi bliver, desto hurtigere sker processen.

Ældre mennesker er altid i underskud af vigtige vitaminer og mineraler, og de har ingen chance for at spise sig til dækning af underskuddet.

Starter du omkring 30-40 års alderen med at tage tilskud i perioder, har du meget større chance for at få en sund og dejlig alderdom.

Det er en rigtig god ide at rådføre sig med en professionel behandler, læge, diætist eller anden person, som har erfaring med vitaminer og mineraler. Disse mennesker kan hjælpe dig med at lægge en plan for, hvornår det er klogt at starte med tilskud, hvad du skal tage, og hvilke doser, der vil være fornuftige.

Efter langvarig sygdom og stress, er det altid vigtig at genopbygge kroppen.

Selvom vi kun taler om vitaminer, mineraler, aminosyrer, fedtsyrer osv., så er det ikke ufarligt at overdosere.

En rigtig god måde at vedligeholde kroppen på, og ikke mindst holde vægten og syre base balancen, er ved at drikke Proteindrik. Den er sprængtfyldt med alt hvad kroppen skal bruge. Du får opskriften her!

Proteindrik

Denne opskrift er ikke mindre end genial. Den smager vidunderligt, er nærende, feder ikke og indeholder alt, hvad du skal bruge på en dag.

1½ dl. Acido, A-38 eller Tykmælk

Appelsinjuice – uden sukker

1 spsk. oliven olie med citron

1 spsk. Lecitin granulat
(købes på nettet eller i Helsekosten)

1 spsk. Skummetmælkspulver
(kan købes i supermarkedet eller Matas)

1 spsk. Proteinpulver
(se link nederst)

1 top teske syreneutral C-vitamin pulver
(Nascorbat)

Dybfrossen frugt

Dybfrosne grøntsager
(f.eks. broccoli, rødbeder, spinat, jord-
skokker)

1 hel banan

Kom vand i efter behov

Blendes til en lækker blød drik – hvis den er for tyk, kommes mere væske i, gerne vand.

Drikkes i løbet af dagen.

Husk, drik masser af vand i løbet af dagen, da proteinpulveret opsuger væske fra kroppen.

Det forventes at alle produkter er økologiske.

Det reneste proteinpulver kan købes på nettet hos Alun. De kalder det Vital Whey® Proteinpulver

http://www.alun.dk/shop/immunopro-valle-protein.html

Denne drik er også fantastisk for børn, den smager sødt og har en lækker konsistens. Jeg har endnu ikke mødt nogen børn, som ikke kunne lide den.

Det er kun fantasien som sætter grænser. Du kan ændre den som du lyster, og børnene kan være med til at lave deres egen sunde proteindrik.

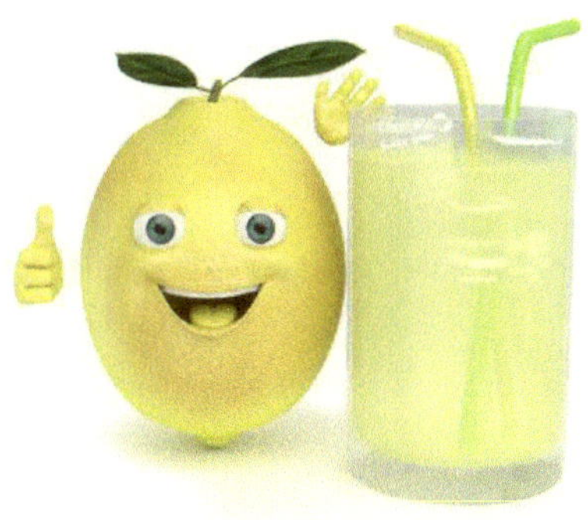

Kostplan - forslag

Morgen

Start morgenen med et rigt og nærende måltid. F.eks.:

Fintrevet gulerod
Groftrevet æble
Appelsinjuice
Hakkede mandler og valnødder
Rosiner
Blåbær (Super fruit)

Drik kaffe eller te hvis du har lyst. (uden sukker og mælk)

Eller: Skyr med lidt müesli, rosiner, nødder og blåbær. Måske revet æble.

Måske du har en bedre ide, du skal bare huske at tænke i syre/base.

140

Formiddag

Lav en lækker Proteindrik (se opskrift på side 136)

Drik et glas eller to, plus et glas vand. Spis gerne lidt frugt og grønt.

Frokost

Spis en skive groft rugbrød med masser af fuldkornsfibre.

Kom f.eks. mayonnaise, tomat, agurk, og æg på.

Du kan selvfølgelig variere pålæg på brødet, bare du tænker i syre/base.

Eftermiddag

Drik smoothie, et glas eller to. Spis lidt frugt eller grønt og nødder. Husk vand.

Aften

Aftensmaden er dit eget valg, men tænk over, hvad du har spist i løbet af dagen, og se, om der er plads til lidt syre.

Et godt råd er, at du ALTID spiser salat til kød eller fisk. Du erstatter simpelthen pasta, ris og kartofler med salat. Det er basisk og fyldt med energi.

Vi har vænnet os til at anrette på tallerkner i køkkenet. Min mand er salatmester, for han er så dygtig til at finsnitte grønt, så det bliver lækkert og sprødt at tygge på.

Hvis man anretter i køkkenet, vænner man sig også til at spise mindre, hvilket er gavnligt på den lange bane. Især hvis man er overvægtig.

Kylling, kalv, oksekød, fisk, Gris hvis du ikke kan undvære det. Grisekød feder meget, og er tungt fordøjeligt.

Gode supper, spændende salater, omelet, æggekage, og hvad du ellers kan finde på.

Drik te eller kaffe, hvis du har lyst.

HUSK, drik 1½ - 2 L vand om dagen.

Har du brug for lidt sødt i løbet af dagen, er nødder, banan, dadler, super Fruit, og mørk chokolade et rigtig godt alternativ. Nødder og dadler er meget basiske, super Fruit en kraftig antioxidant ligesom mørk chokolade, som er okay i små mængder.

Leg med syre/base kostplanen, og bliv dygtig til at sammensætte retter, så alle kan være med.

Super Fruit

Super Fruit er blevet et kæmpe hit. Det er sprængfyldt med energi i form af vitaminer og mineraler, men ikke mindst fordi de fungerer som en kraftig antioxidant.

De smager vidunderligt, og anvendes som guf i stedet for kemisk slik.

Super Fruit fås i mange varianter. Her er nogle eksempler: Blåbær – Tranebær – Gojibær – Incabær og flere. Nogen af dem fås overtrukket med både lys- og mørk chokolade. En lækkerbisken.

Kan spises og nydes, dog uden overdrivelse, da de er meget sukkerholdige. Brug din sunde fornuft!

Gæring i mave og tarme

En ting som er meget vigtig, når vi taler overvægt og sundhed, er gæring i mave og tarme.

Gæring opstår, når der enten er sukker eller alkohol/eller begge dele til stede. Sukker omdannes også til alkohol under de rette betingelser.

Hvis du f.eks. har spist en god middag, hvor du har drukket vin eller øl til maden og sluttet af med f.eks. is til dessert, vil der ske en gæring i systemet.

Nogle registrerer det overhovedet ikke, for de er vant til at have det som de har det, og kan derfor ikke mærke forskel på, om det gærer eller ikke gærer i systemet. Andre reagerer prompte på ubehaget med oppustet mave, luft i tarmene og følelsen af at være ubehagelig til mode.

Problemet er, ved gentagelse af succesen kommer kroppen i den grad på overarbejde, og på et tidspunkt melder den hus forbi og giver op og lader stå til.

Det er her vi taler om overvægt, og om personer, som lever på kanten af krateret. Kroppen kan klare rigtig meget, og uanset hvad vi byder den, bliver den ved med at forsøge at holde os i live.

Faktisk er der overvægtige mennesker, og mennesker med allergier, astma, bronkitis, gigt, sukkersyge osv., som lever i rigtig mange år. Men hvordan de lever, er et helt andet spørgsmål.

Hvor uværdigt er det at være så overvægtig, at du sveder ved den mindste bevægelse. Du stønner op puster, håret bliver fedtet, huden uren, og du lider ved hver en bevægelse.

Hvor fedt er det at have astma og ikke kunne få luft, men må hive efter vejret. Vi andre lægger os ned på puden, når vi kommer i seng, nyder det og sover for det meste som en drøm.

En astmatiker ligger og hiver efter vejret og får ind i mellem nærdødsoplevelser, fordi de ikke kan få luft.

Hvor uværdigt er det at have eksem på kroppen, som klør så meget, at du river dig til blods. Du kan ikke have hvid skjorte på af angst for, at der kommer blod på skjorten. En nedringet kjole er kun en drøm, man kan se i damebladene.

Hvor uetisk er det at have spist og drukket sig til en diabetes. Pludselig er det slut med søde sager, alkohol og alt det, som forsødede dit liv tidligere.

Alle disse forfærdelige kroniske sygdomme kommer ikke af sig selv. Der skal ligesom de rigtige ingredienser til.

Genetiske betingelser

Jeg ved godt, at det også kan handle om genetik, men lever man sundt, og krydrer tilværelsen med positive tanker, og ikke mindst sørger for at have en neutral eller let basisk krop, kan mange af disse genetisk betingede sygdomme holdes i skak. De bryder kun ud, når de rette betingelser er til stede, ellers ligger de latent i kroppen og er uskadelige.

Det handler også om hvordan vi tænker. Har familien f.eks. en genetisk sygdom, er det ikke sikkert at du er di-

sponeret for den. Der er ingen som helst
grund til at bekymre sig på forhånd. Be-
kymring er tanker, og tanker er energi,
og enhver form for energi kan påvirke os,
både positivt og negativt.

Selv kæmper jeg med rygproblemer.
Min far havde rygproblemer, min søster
og bror har rygproblemer, så næsten hele
familien lider af problemer med ryggen.

Om det er genetisk betinget ved jeg
ikke, men jeg nægter at lade dem styre
mit liv. Jeg elsker at spille golf, slå græs,
være fysisk aktiv på mange planer, så jeg
har slet ikke plads til rygproblemer i mit
liv. I stedet for administrerer jeg min
energi, så jeg undgår at overbelaste ryg-
gen for meget. Støvsugning og gulvvask
er f.eks. tabu for mig, ligesom lugning af
ukrudt.

Disse problemer har vi omgået i familien ved at anskaffe hjælpemidler eller ændret forholdene. Vi har købt Robot støvsuger og Robot gulvvasker, hvilket er en kæmpe hjælp.

I haven har vi hævet alle bede med 20 cm., hvorefter vi har fyldt dem op med 15 cm træflis. For det første ser det faktisk rigtig pænt ud, for det andet kommer der ikke ukrudt, kun nogle få padderokker, som er nemme at hive op. For det tredje behøver jeg aldrig mere at luge ukrudt.

Så der er rigtig mange ting, vi selv kan gøre for at mindske smerter og ubehag, hvis vi er ramt af sygdom eller et fysisk problem.

Det vigtigste er, at vi ikke tænker i sygdom, men i stedet ser det som en udfordring, som vi sagtens kan leve med. Alle sammen har vi en indre styrke, som vi kan udnytte i stedet for at lade os rive med af tanker som, jeg er syg, fordi jeg har fået en 'genetisk' betinget sygdom.

Er du blevet ramt, er det selvfølgelig en helt andet snak, og den vil jeg ikke gå ind i her, for det vil være at overskride mine kompetencer. Det vil jeg overlade til dig og din læge.

Du kan dog stadigvæk leve efter SB Metoden, selvom du er syg. SB Metoden er mad, det er ikke medicin. Selv en syg krop har godt af at leve af 80% base og 20% syre. Her skal du ikke tænke på at tabe dig, men i sundhed for enhver pris.

Proteindrikken på side 137, er også en rigtig god helsedrik, hvis du er ramt af sygdom. Den giver dig vitaminer, mineraler, aminosyrer, fedtsyrer osv., alt sammen noget du har brug for, hvis du er blevet syg.

Husk også at drikke rigeligt med vand hver dag. Vandet er blandt andet med til at skylle affaldsstoffer ud af kroppen, hvilket er alfa omega ved sygdom.

Er du i tvivl, er det en rigtig god ide, at rådføre dig med din læge. Gør aldrig noget, hvis du er usikker, rådfør dig i stedet med professionelle.

Pas på dig selv

Hvis du vil leve et sundt, slankt og dejligt liv, må du passe på dig selv. At passe på sig selv vil sige, at man tager vare på sig selv, på alle planer.

En god måde at passe på sig selv er at lave en handlingsplan, som beskriver de ting, vi behøver at tage vare på, hvis vi vil passe på os selv.

En handlingsplan kan også bruges som støtte til at fastholde et projekt. Det at omlægge sit liv fuldstændigt kræver masser af overskud, viljestyrke, gå på mod og en hel del selvtillid. Disse værdier er man ikke altid i besiddelse af, når man er kommet på afveje. Så derfor kan støtten fra en handlingsplan være en stor hjælp i en periode.

Handlingsplan

Punkt 1:
Elsk/accepter dig selv som du er. Du bliver simpelthen nødt til at acceptere dig selv som du er, for du har selv skabt rammerne til dit liv. Det er dig som sidder

ved styrepinden, og det er dig, som be-
stemmer hvordan du vil leve dit liv. Så
hold op med at klynke, det ændrer allige-
vel ikke ved din holdning til dig selv, og
heller ikke dit forhold til andre menne-
sker. De fleste mennesker kan ikke ret
godt klare, når voksne klynker.

Punkt 2:
Tag en beslutning, om du vil, eller ikke vil
leve dit liv efter SB Metoden. Hvis du be-
slutter dig for at tage skridtet, skal du
huske, at det er dig, og kun dig, som sid-
der ved styrepinden. Det handler om,
hvordan du vælger at styre dit liv, og om
du har styrken til at holde fast.

Hvis du vælger ikke at leve dit liv ef-
ter SB Metoden, er der vel ingen grund til
at fortsætte med at læse resten af bogen.
Det handler om at være klar til at lave en
'Livsstilsændring'. Er man ikke klar, kan

man alligevel ikke overholde planen, og så er det nytteløst. Læg bogen fra dig et øjeblik og find ud af, om du er klar til en livsstilsændring.

Hvis du ikke er klar, kommer der måske et tidspunkt senere i dit liv hvor du føler dig klar til at tage skridtet, og så kan du jo til enhver tid tage bogen frem igen.

Punkt 3:
Hvis du beslutter dig for at tage skridtet, vil du opleve, at belønningen for at gennemføre er så kæmpe stor, at jeg er sikker på du aldrig vil fortryde, at du tog skridtet, også selvom det nogle gange bliver hårdt.

Punkt 4:
Du skal huske en vigtig ting, og det er, at du gerne må synde lidt f.eks. til fester el-

ler en hyggelig lørdag aften. Kroppen kan sagtens tåle lidt slinger, når bare du holder dig til SB Metoden i hverdagen.

Det at slingre lidt en gang imellem, er faktisk ret vigtigt, for det gør at vi bedre kan klare udfordringerne, når vi har sat os selv på en hård prøve, hvor vi skal holde fast i os selv 24-7.

Jo længere tid vi har levet efter SB Metoden, desto mindre lyst har vi til at bryde den faste rytme, hvor vi spiser 80% basisk, og 20% syre. Kroppens behov for syreholdige produkter falder i takt med, hvor længe vi har levet efter metoden.

Derfor er det helt okay at slingre lidt engang imellem. Når du gør det, så husk at nyde det. Kroppen vil bedre kunne acceptere slinger, hvis vi nyder det. Resultatet er en bedre omsætning af maden og bedre velbefindende.

Punkt 5:

Når du har rundet de første 14 dage, som ofte er de sværeste, er det tid til at lave status over hvordan det er gået.

- Skriv ned hvor meget du har tabt dig.

- Hvor mange cm. der er røget af talje, lår, hofter, barm osv.

- Læg mærke til dit udseende. Kan du se på din hud, dit hår, dine negler osv., om de ser mere sunde ud?

- Mærk efter hvordan du har det både fysisk og psykisk.

- Og ikke mindst, spørg dig selv om hvordan du synes det er gået.

- Læg en handlingsplan for de næste 14 dage.

Punkt 6:

Når de næste 14 dage er gået, laver du samme status over forløbet, og så er det tid til at tænke to måneder frem.

Efter de første 3 måneder har du gennemført 25% af det første år, du har nået dit første delmål.

Husk, du har lovet dig selv, at du SKAL holde ud i et år. Og det skal du, fordi hjernen skal bruge 1 år til at vænne sig til nye mønstre og vaner.

Så hold fast, der er ikke noget mere demotiverende end at have arbejdet hårdt og næsten gennemført, for derefter at opgive tæt på målstregen. Det er så slem en oplevelse, at motivationen for at starte forfra kan ligge på et meget lille sted.

Når der er gået et år, skulle du gerne være kommet til det punkt i dit liv, hvor det at leve efter SB Metoden er og bliver en leg, og ikke mindst, du kunne aldrig tænke dig at leve på anden måde. Du ser nemlig bragende godt ud, du har det fantastisk, og dit liv er blevet ulige nemmere, og meget dejligere.

Du har nået en milepæl i dit liv!

Tag billeder af dig selv, med og uden tøj på, i alle vinkler.

Hvis du ikke allerede har gjort det, så er det tid til at købe nyt og lækkert tøj. Du fortjener at få en ny garderobe. Du behøver jo ikke købe det hele på én gang, du kan jo stille og roligt skifte garderoben ud.

Måske er det også en god ide at skifte frisure. Du skal tænke på, at det er en hel ny fysisk person du kigger på i spejlet, og en anden frisure kan nogle gange løfte ens selvværd betragteligt. Det er selvfølgelig et valg du skal tage med dig selv.

Har du selv tænkt på, hvor fantastisk det er, at du har holdt ud i et helt år? Et år som har forandret dig psykisk og fysisk.

Livet før SB Metoden

Kan du huske hvordan du havde det, inden du fik denne bog i hånden?

Kan du huske hvordan du så ud?

Kan du huske hvor meget du vejede?

Kan du huske alle de mislykkede slankekure du prøvede for at tabe dig.

Kan du huske hvilket tøj du gik i?

Kan du huske alle de mange nederlag der fulgte med i kølvandet på at være overvægtig.

Det var alt sammen før SB Metoden, inden du tog den fantastiske beslutning om at gennemføre 1 år på SB Metoden.

Du gjorde det, og kan være utroligt stolt af dig selv. Du har gjort det, som du troede var umuligt.

Du kan være 100% sikker på, at der sidder rigtig mange overvægtige mennesker rundt om i Danmark, som ville give en brækket arm for at være i dit sted nu. Mennesker, som har kæmpet, men som ikke har haft den råstyrke, det overskud og den viljestyrke, som du har, og måske heller ikke muligheden.

Nu handler det om livet efter SB Metoden. Der hvor du skal holde fast i dig selv og dit nye liv.

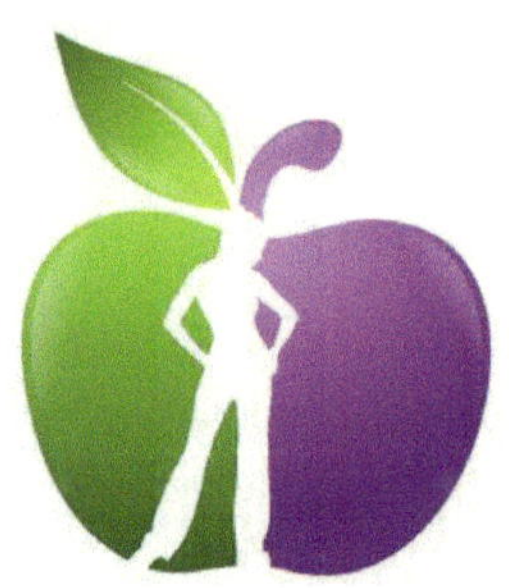

Livet efter SB Metoden

Du behøver ikke mere tænke over, om du kan eller ikke kan overholde programmet. Det er blevet en del af dit liv, det kører på rygsøjlen, hjernen husker din nye livsstil, du hviler i dig selv.

Nu handler det kun om at holde fast i dit nye liv. Det liv som har givet dig, og fremover vil give dig skønhed, sundhed, overskud, glæde, kærlighed, et liv fyldt med muligheder, du ikke havde forestillet dig for 1 år siden.

Bliv dygtig til at være dig i din nye krop, elsk dig selv, nyd din krops forvandling. Se dig selv som en sommerfugl, der har forladt pubben. Udforsk livet, gør ting du altid har drømt om, sæt dig hele tiden nye mål for sundhed og velvære.

Lad motion blive en del af dit liv, gør det til en oplevelse at cykle eller gå en tur, er du typen som elsker at løbe, gør det med omtanke, så du ikke ødelægger din fysiske krop. Motion er vigtig, men det er ligeså vigtigt at gøre det med omtanke.

Det tillader jeg mig at skrive, fordi nogle mennesker bliver fanatiske motionister, når de oplever en kæmpe positiv ændring i deres liv. Fanatisk motion kan føre til skader på kroppen, både psykisk og fysisk, hvilket jo ikke er hensigten med at motionere.

Hvis du holder fast i at leve 80/20, vil du opleve en kæmpe positiv ændring i dit liv. Og bliver du glad for motion, kan du komme til at overdrive uden at tænke over det.

Så lov dig selv, at du vil motionere med omtanke og nyde det, i stedet for at ødelægge det for dig selv. Motion skal være sjovt og ikke en plage.

Opsamling

Hvis du ikke har læst bogen "Fedme Epidemi", var det måske en god ide at læse den, for den beskriver blandet andet, hvordan vi undgår at ryge i fedmefælden.

Det ville jo ikke være til at bære, hvis du uforvarende kommer til at ryge i med begge ben igen.

Sagen er, at vi hele livet igennem vil blive fristet af ting, som er med til at underminere vores sunde fornuft. Og er vi i en periode i vores liv, hvor vores karakter er svag, kan vi nemt ryge i fælden igen. Så derfor, vær forberedt til fingerspidserne.

Du forbereder dig ved at forvente, at du vil blive fristet igen og igen. Når vi fristes, reagerer cellehukommelsen med det den husker, det som er kodet ind i forvejen, uanset om det er godt eller skidt for dig.

Hvis du i mange år har budt din krop en masse lækkerier som kroppen jubler over, hver gang de dumper ned gennem spiserøret, vil din cellehukommelse blive ved med at reagere med det samme mønster, når du bare tænker på, at putte lækkerier i munden.

Cellehukommelsen sender signalet til hjernen om, at der er lækkerier på vej. Hjernen videresender signalet til dig, som er den der rækker ud efter fristelsen, for derefter at putte den i munden.

Det er simpelthen så irriterende enkelt, men fordi cellehukommelsen elsker belønningssystemet, er det lige så irriterende svært at undgå at blive fristet.

Trangen til at blive belønnet overskygger enhver fornuftig handling, når vi taler om indkodede mønstre og vaner.

Husk, det er cellehukommelsen som styrer dit liv, indtil du bliver stærk nok til at kunne sige fra.

Øv dig derfor i at sige 'NEJ TAK' til ting, som du ved ikke hører hjemme i dit univers. Hold fast i din beslutning og bliv ved med at sige 'NEJ TAK'.

Det er gentagelser, som skaber resultater.

På et tidspunkt vil de nye 'gentagelser' overrule de gamle indkodede vaner og mønstre, og du vil føle en indre styrke, som gør dig i stand til at fastholde din livsstilsændring.

Ryger du i, er det bare ærgerligt, det er ikke jordens undergang, i morgen er du tilbage igen.

Sørg for ikke at have fristende ting i huset. Ude af øje ude af sind. Har du familie, som ikke vil undvære fristende ting, må du acceptere, at det skal være i huset. Du kan aftale med familien, at deres fristelser ligger i et skab du ikke så ofte bruger.

Sørg for at have "sunde fristelser" i stedet for, såsom nødder, dadler, mørk chokolade, frugt osv. (dog i moderate mængder).

Hvis du kan lide smagen af øl, findes der i dag masser af alkoholfri øl, som smager forrygende. Personligt elsker jeg

'Erdinger Bier', som oveni købet skulle være lidt sund og meget lidt fedende. Det gør også, at jeg kan nyde en 'øl', mens de andre drikker rigtig øl, vin eller anden alkohol. Det føles lidt sjovere. Alkoholfri Erdinger Bier, kan til tider købes i Kvickly. Ellers kan du købe flere slags alkoholfri øl på nettet.

Et lille godt råd på vejen. Hvis du har en periode, hvor det føles lidt for hårdt og du slingrer lidt for meget, er det en rigtig god ide at lave en proteindrik om morgenen, hælde den på flasker, og stille den i køleskabet. Når du så fristes af slinger, drikker du et glas proteindrik, og du vil føle dig mæt og opløftet igen.

Drik proteindrikken i løbet af dagen. Smager bedst samme dag, men kan dog drikkes dagen efter.

Opskriften findes på side 137. Husk at drikke rigeligt med vand, når du drikker proteindrik. Proteinpulveret suger vand fra kroppen.

Proteindrikken er også med til at afbalancere din PH-værdi til den basiske side, samtidigt med at den vedligeholder vægten.

Du kan også spise et stykke brød, godt med fuldkorn. Kom f.eks. tomat, agurk og æg på, samt lidt mayonnaise. Så er du tilbage på sporet igen.

Du kan sikkert selv finde på andre muligheder, det er kun fantasien som sætter grænser.

Det kan godt være, det er svært i perioder, men tro mig, der er altså flere perioder, hvor det overhovedet ikke generer dig, fordi kroppen har vænnet sig til

at undvære usunde ting og derfor ikke
skriger på det mere. Så hold fast, det be-
taler sig på den lange bane.

Jeg vil ønske dig held og lykke med
dit nye liv, og skulle du få brug for hjælp
undervejs, er jeg lige her:
marianne@stresskanalen.dk

Link til Syre/Base opskrifter

http://highonlife.dk/opskrifter/

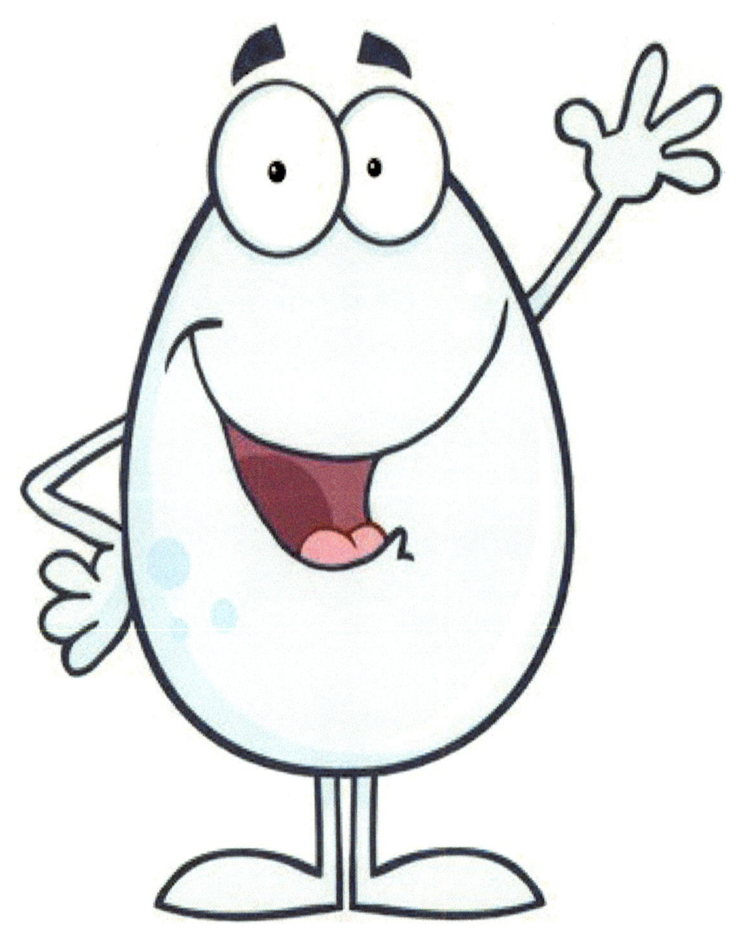

HELD OG LYKKE MED DIT NYE LIV